中醫經典古籍9

《溫病條辨》校注

清·吳瑭 著

郝洋 李辰 李倩 校注

序

夫立德立功立言，聖賢事也，瑭何人斯，敢以自任？緣瑭十九歲時，父病年餘，至於不起，瑭愧恨難名，哀痛欲絕，以為父病不知醫，尚復何顏立天地間，遂購方書，伏讀於苫塊之餘，至張長沙「外逐榮勢，內忘身命」之論，因慨然棄舉子業專事方術。越四載，猶子巧官病溫。初起喉痺，外科吹以冰硼散，喉遂閉，又遍延諸時醫治之，大抵不越雙解散、人參敗毒散之外，其於溫病治法，茫乎未之聞也，後至發黃而死。

瑭以初學，未敢妄贊一詞，然於是證，亦未得其要領。蓋張長沙悲宗族之死，作《玉函經》，為後世醫學之祖，奈《玉函》中之《卒病論》，亡於兵火，後世學人，無從仿效，遂至各起異說，得不償失。又越三載，來遊京師，檢校《四庫全書》，得明季吳又可《溫疫論》，觀其議論

宏闊，實有發前人所未發，遂專心學步焉。細察其法，亦不免支離駁雜，大抵功過兩不相掩，蓋用心良苦，而學術未精也。又遍考晉唐以來諸賢議論，非不珠璧琳琅，求一美備者，蓋不可得，其何以傳信於來茲！瑭進與病謀，退與心謀，十閱春秋，然後有得，然未敢輕治一人。

癸丑歲，都下溫疫大行，諸友強起瑭治之，大抵已成壞病，幸存活數十人，其死於世俗之手者，不可勝數。嗚呼！生民何辜，不死於病而死於醫，是有醫不若無醫也，學醫不精，不若不學醫也。因有志採輯歷代名賢著述，去其駁雜，取其精微，間附己意，以及考驗，合成一書，名曰《溫病條辨》，然未敢輕易落筆。又歷六年，至於戊午，吾鄉汪瑟庵先生促瑭曰：來歲己未濕土正化，二氣中溫屬大行，子盍速成是書，或者有益於民生乎！瑭愧不敏，未敢自信，恐以救人之心，獲欺人之罪，轉相仿效，至於無窮，罪何自贖哉！然是書不出，其得失終未可見，因不揣固陋，黽勉成章，就正海內名賢，指其疵謬，歷為駁正，將萬世賴之無窮期也。

淮陰吳瑭自序

目 錄

原病篇

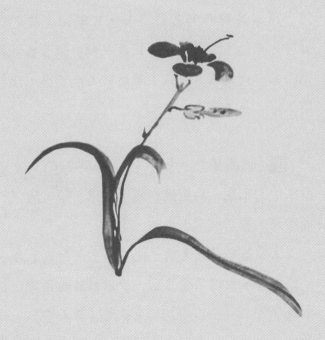

1.《六元正紀大論》曰：辰戌之歲，初之氣，民厲溫病。卯酉之歲，二之氣，厲大至，民善暴死，終之氣，其病溫。寅申之歲，初之氣，溫病乃起。丑未之歲，二之氣，溫厲大行，遠近咸若。子午之歲，五之氣，其病溫。己亥之歲，終之氣，其病溫厲。

敘氣運，原溫病之始也。每歲之溫，有早暮微盛不等，司天在泉，主氣客氣，相加臨而然也。細考《素問》注自知，茲不多贅。

按吳又可謂溫病非傷寒，溫病多而傷寒少，甚通。謂非其時而有其氣，未免有顧此失彼之誚。蓋時和歲稔，天氣以寧，民氣以和，雖當盛之歲亦微；至於凶荒兵火之後，雖應微之歲亦盛，理數自然之道，無足怪者。

2.《陰陽應象大論》曰：喜怒不節，寒暑過度，生乃不固。故重陰必陽，重陽必陰，故曰：冬傷於寒，春必病溫。

上節統言司天之病，此下專言人受病之故。

細考宋元以來諸名家，皆不知溫病傷寒之辨。如龐安常之《卒病論》，朱肱之《活人書》，韓祗和之《微旨》，王氏之《證治》，劉守真之《傷寒

醫鑒》、《傷寒直格》，張子和之《傷寒心鏡》等書，非以治傷寒之法治溫病，即將溫暑認作傷寒，而疑麻桂之法不可用，遂別立防風通聖、雙解通聖、九味羌活等湯，甚至於辛溫藥中加苦寒，王安道《溯洄集》中辨之最詳，茲不再辯。

論溫病之最詳者，莫過張景岳、吳又可、喻嘉言三家。時醫所宗者，三家為多，請略陳之：

按張景岳、喻嘉言皆著講寒字，並未理會本文上有「故曰」二字，上文有「重陰必陽、重陽必陰」二句，張氏立論出方，悉與傷寒混，謂溫病即傷寒，襲前人之舊，全無實得，固無足論。

喻氏立論，雖有分析，中篇亦混入傷寒少陰、厥陰證，出方亦不能外辛溫發表、辛熱溫裡，為害實甚。以苦心力學之士，尚不免智者千慮之失，尚何怪後人之無從取法，隨手殺人哉！甚矣學問之難也！

吳又可實能識得寒溫二字，所見之證，實無取乎辛溫辛熱甘溫，又不明伏氣為病之理，以為何者為即病之傷寒，何者為不即病待春而發之溫病，遂直斷溫熱之原非風寒所中，不責己之不明，反責經言之謬。

瑭推原三子之偏，各自有說：

張氏混引經文，將論傷寒之文，引證溫熱，以傷寒化熱之後，經亦稱熱病故也，張氏不能分析，遂將溫病認作傷寒。

喻氏立論，開口言春溫，當初春之際，所見之病，多有寒證，遂將傷寒認作溫病。

吳氏當崇禎凶荒兵火之際，滿眼溫疫，遂直闢經文「冬傷於寒、春必病溫」之文。蓋皆各執己見，不能融會貫通也。

瑭按伏氣為病，如春溫、冬咳、溫瘧，《內經》已明言之矣。亦有不因伏氣，乃司天時令現行之氣，如前列《六元正紀》所云是也。此二者，皆理數之常者也。更有非其時而有其氣，如又可所云戾氣，間亦有之，乃其變也。惟在司命者善查其常變而補救之。

3.《金匱真言論》曰：夫精者身之本也，故藏於精者，春不病溫。

《易》曰：履霜堅冰至，聖人恆示戒於早，必謹於微。記曰：凡事豫則立。經曰：上工不治已病治未病，聖人不治已亂治未亂。此一節當與月令參看，與上條冬傷於寒互看，蓋謂冬傷寒則春病溫，惟藏精者足以避之。

故《素問》首章《上古天真論》，即言男女陰精之所以生，所以長，所以枯之理；次章緊接《四氣調神大論》，示人春養生以為夏奉長之地，夏養長以為秋奉收之地，秋養收以為冬奉藏之地，冬養藏以為春奉生之地。蓋能藏精者一切病患皆可卻，豈獨溫病為然哉！

《金匱》謂五臟元真通暢，人即安和是也。何喻氏不明此理，將冬傷於寒作一大扇文字，將不藏精又作一大扇文字，將不藏精而傷於寒，又總作一大扇文字，勉強割裂《傷寒論》原文以實之，未免有過慮則鑿之弊。

不藏精三字須活看，不專主房勞說，一切人事之能搖動其精者皆是，即冬日天氣應寒而陽不潛藏，如春日之發洩，甚至桃李反花之類亦是。

4.《熱論篇》曰：凡病傷寒而成溫者，先夏至日者為病溫；後夏至日者為病暑，暑當與汗出，勿止。

溫者，暑之漸也。先夏至，春候也。春氣溫，陽氣發越，陰精不足以承之，故為病溫。後夏至，溫盛為熱，熱盛則濕動，熱與濕搏而為暑也。勿者，禁止之詞。勿止暑之汗，即治暑之法也。

5.《刺志論》曰：氣盛身寒，得之傷寒；氣虛身熱，得之傷暑。

此傷寒暑之辨也。經語分明如此，奈何世人悉以治寒法治溫暑哉！

6.《生氣通天論》曰：因於暑，汗，煩則喘喝，靜則多言。

暑中有火，性急而疏泄，故令人自汗。火與心同氣相求，故善煩（煩從火從頁，謂心氣不寧，而面若火爍也）。煩則喘喝者，火剋金故喘，鬱遏胸中清廓之氣，故欲喝而呻之。

其或邪不外張而內藏於心，則靜；心主言，暑邪在心，雖靜亦欲自言不休也。

7.《論疾診尺篇》曰：尺膚熱甚，脈盛躁者，病溫也；其脈盛而滑者，病且出也。

此節以下，診溫病之法。

經之辨溫病分明如是，何世人悉謂傷寒，而悉以傷寒足三陰經溫法治之哉！張景岳作《類經》，割裂經文，蒙混成章，由未細心紬繹也。尺膚熱脈，火爍精也；脈盛躁，精被火煎沸也；脈盛而滑，邪機向外也。

8.《熱病篇》曰：熱病三日，而氣口靜人迎躁者，取之諸陽五十九刺，以瀉其熱而出其汗，實其陰以補其不足者。

身熱甚，陰陽皆靜者，勿刺也；其可刺者，急取之，不汗出則泄。所謂勿刺者，有死徵也。

熱病七日八日動喘而弦者，急刺之，汗且自出，淺刺手大指間。

熱病七日八日脈微小，病者溲血，口中乾，一日半而死，脈代者一日死。

熱病已得汗出而脈尚躁，喘，且復熱，勿刺膚，喘甚者死。

熱病七日八日脈不躁，躁不散數，後三日中有汗，三日不汗四日死；未曾汗者，勿腠刺之。

熱病不知所痛，耳聾不能自收，口乾，陽熱甚，陰頗有寒者，熱在骨髓，死不可治。

熱病已得汗而脈尚躁盛，此陰脈之極也，死；其得汗而脈靜者，生。熱病者，脈尚躁盛而不得汗者，此陽脈之極也，死（陽脈之極，雖云死徵，較前陰陽俱靜有差，此證猶可大劑急急救陰，亦有活者。蓋已得汗而陽脈躁甚，邪強正弱，正尚能與邪爭，若留得一分正氣，便有一分生理，只在留之得法耳。至陰陽俱靜，邪氣深入下焦陰分，正無捍邪

之意，直聽邪之所為，不死何待）。脈盛躁，得汗靜者生。

熱病不可刺者有九：一曰汗不出，大顴發赤，噦者死。二曰泄而腹滿甚者死。三曰目不明，熱不已者死。四曰老人嬰兒，熱而腹滿者死。五曰汗大出，嘔。下血者死。六曰舌本爛，熱不已者死。七曰咳而衄汗不出，出不至足者死。八曰髓熱者死。九曰熱而痙者死，腰折、瘛瘲、齒噤齘也。凡此九者不可刺也。

太陽之脈色榮顴骨，熱病也，與厥陰脈爭見者，死期不過三日。

少陽之脈色榮頰前，熱病也，與少陰脈爭見者，死期不過三日。

此節歷敘熱病之死徵，以禁人之刺，蓋刺則必死也。然刺固不可，亦間有可藥而癒者。蓋刺法能泄能通，開熱邪之閉結最速，至於益陰以留陽，實刺法之所短，而湯藥之所長也。

熱病三日而氣口靜人迎躁者，邪機尚淺，在上焦，故取之諸陽以泄其陽邪，陽氣通則汗隨之；實其陰以補其不足者，陽盛則陰衰，瀉陽則陰得安其位，故曰實其陰，瀉陽之有餘，即所以補陰之不足，故曰補其不足也（實其陰以補其不足，此一

句，實治溫熱之吃緊大綱。蓋熱病未有不耗陰者，其耗之未盡則生，盡則陽無留戀，必脫而死也。真能體味此理，思過半矣。此論中治法，實從此處入手）。身熱甚而脈之陰陽皆靜，脈證不應，陽證陰脈，故曰勿刺。

熱病七、八日動喘而弦，喘為肺氣實，弦為風火鼓盪，故淺刺手大指間，以泄肺氣，肺之熱痺開則汗出。大指間，肺之少商穴也。

熱證七、八日脈微小者，邪氣深入下焦血分，逼血從小便出，故溲血，腎精告竭，陰液不得上潮，故口中乾；脈至微小，不惟陰精竭，陽氣亦從而竭矣，死象自明。倘脈實者可治，法詳於後。

熱病已得汗，脈尚躁而喘，故知其復熱也；熱不為汗衰，火熱剋金故喘，金受火剋，肺之化源欲絕，故死。間有可治，法詳於後。

熱病不知所痛，正衰不與邪爭也；耳聾，陰傷精欲脫也；不能自收，真氣憊也；口乾熱甚，陽邪獨盛也；陰頗有寒，此寒字，作虛字講，謂下焦陰分頗有虛寒之證，以陰精虧損之人，真氣敗散之象已見，而邪熱不退，未有不乘其空虛而入者，故曰熱在骨髓，死不治也。其有陰衰陽盛而真氣未至潰敗者，猶有治法，詳見於後。

熱病已得汗而脈尚躁盛，此陰虛之極，故曰死。然雖不可刺，猶可以藥沃之得法，亦有生者，法詳於後。

脈躁盛不得汗，此陽盛之極也。陽盛而至於極，陰無容留之地，故亦曰死。然用藥開之得法，猶可生，法詳於後。

汗不出而顴赤，邪盛不得解也；嘔，脾陰病也。陰陽齊病，治陽礙陰，治陰礙陽，故曰死也。泄而腹滿甚，脾陰病重也，亦係陰陽皆病。目不明，精散而氣脫也。經曰：精散視岐，又曰氣脫者目不明。熱猶未已，仍鑠其精而傷其氣，不死得乎！老人嬰兒，一則孤陽已衰，一則稚陽未足，既得溫熱之陽病，又加腹滿之陰病，不必至於滿甚，而已有死道焉。汗不出為邪陽盛，嘔為正陽衰；下血者，熱邪深入不得外出，必逼迫陰絡之血下注，亦為陰陽兩傷也。

舌本爛，腎脈膽脈心脈皆循喉嚨系舌本，陽邪深入，則一陰一陽之火結於血分，腎水不得上濟，熱退猶可生，熱仍不止，故曰死也。

咳而衄，邪閉肺絡，上行清道，汗出邪泄可生，不然則化源絕矣。髓熱者，邪入至深至於腎部也。熱而痙，邪入至深至於肝部也。

以上九條，雖皆不可刺，後文亦間立治法，亦有可生者。

太陽之脈色榮顴骨為熱病者，按手太陽之脈，由目內眥斜絡於顴，而與足太陽交，是顴者兩太陽交處也，太陽屬水，水受火沸，故色榮赤為熱病也；與厥陰脈爭見，厥陰，木也，水受火之反剋，金不來生木反生火，水無容足之地，故死速也。

少陽之脈色榮頰前為熱病者，按手少陽之脈，出耳前，過客主人前（足少陽穴），交頰至目銳眥而交足少陽，是頰前兩少陽交處也，少陽屬相火，火色現於二經交會之處，故為熱病也；與少陰脈爭見，少陰屬君火，二火相熾，水難為受，故亦不出三日而死也。

9.《評熱病論》：帝曰：有病溫者，汗出輒復熱，而脈躁疾，不為汗衰，狂言不能食，病名為何？

岐伯曰：病名陰陽交，交者死也。

人所以汗出者，皆生於穀，穀生於精。今邪氣交爭於骨肉而得汗者，是邪卻而精勝也。精勝則當能食而不復熱。

復熱者，邪氣也，汗者，精氣也。今汗出而輒

復熱者，邪氣勝也；不能食者，精無俾也；病而留者，其壽可立而傾也。且夫《熱論》曰：汗出而脈尚躁盛者死。

今脈不與汗相應，此不勝其病也，其死明矣。狂言者，是失志，失志者死。今見三死，不見一生，雖癒必死也。

此節語意自明，經謂必死之證，誰敢謂生，然藥之得法，有可生之理，前所謂針藥各異用也，詳見後。

10.《刺熱篇》曰：肝熱病者，小便先黃，腹痛多臥，身熱。熱爭則狂言及驚，脅滿痛，手足躁，不得安臥，庚辛甚，甲乙大汗，氣逆則庚辛日死。刺足厥陰、少陽，其逆則頭痛員員脈引衝頭也。

肝病小便先黃者，肝脈絡陰器；又肝主疏泄。肝病則失其疏泄之職，故小便先黃也。腹痛多臥，木病剋脾土也。熱爭，邪熱甚而與正氣相爭也。

狂言及驚，手厥陰心包病也，兩厥陰同氣，熱爭，則手厥陰亦病也。脅滿痛，肝脈行身之兩旁，脅其要路也。

手足躁不得安臥，肝主風，風淫四末，又木病

剋土，脾主四肢，木病熱，必吸少陰腎中真陰，陰傷，故騷擾不得安臥也。庚辛金日剋木，故甚。甲乙肝木旺時，故汗出而癒。

氣逆謂病重而不順其可癒之理，故逢其不勝之日而死也。刺足厥陰、少陽，厥陰系本臟，少陽，厥陰之腑也，並刺之者，病在臟，瀉其腑也。逆則頭痛以下，肝主升，病極而上升之故。

自庚辛日甚以下之理，餘臟仿此。

11. 心熱病者，先不樂，數日乃熱。熱爭則卒心痛，煩悶善嘔，頭痛面赤無汗；壬癸甚，丙丁大汗，氣逆則壬癸死。刺手少陰、太陽。

心病先不樂者，心包名膻中，居心下代君用事，經謂膻中為臣使之官，喜樂出焉，心病故不樂也。卒心痛，凡實痛，皆邪正相爭，熱爭，故卒然心痛也。煩悶，心主火，故煩，膻中氣不舒，故悶。

嘔，肝病也，兩厥陰同氣，膻中代心受病，故熱甚而爭之後，肝病亦見也，且邪居膈上，多善嘔也。頭痛，火升也。面赤，火色也。無汗，汗為心液，心病故汗不得通也。

12.脾熱病者，先頭重，頰痛，煩心，顏青，欲嘔，身熱；熱爭則腰痛，不可用俯仰，腹滿泄，兩頷痛；甲乙甚，戊己大汗，氣逆則甲乙死。刺足太陰、陽明。

脾病頭先重者。脾屬濕土，性重，經謂濕之中人也，首如裹，故脾病頭先重也。頰，少陽部也，土之與木，此負則彼勝，土病而木病亦見也。煩心，脾脈注心也。

顏青欲嘔，亦木病也。腰痛不可用俯仰，腰為腎之府，脾主制水，腎為司水之神，脾病不能制水，故腰痛；再脾病胃不能獨治，陽明主合同束而利機關，故痛而至於不可用俯仰也。腹滿泄，脾經本病也。頷痛，亦木病也。

13.肺熱病者，先淅然厥，起毫毛，惡風寒，舌上黃，身熱；熱爭則喘咳，痛走胸膺背，不得太息，頭痛不堪，汗出而寒；丙丁甚，庚辛大汗，氣逆則丙丁死。刺手太陰、陽明，出血如大豆，立已。

肺病先惡風寒者，肺主氣，又主皮毛，肺病則氣賁鬱不得捍衛皮毛也。舌上黃者，肺氣不化則濕熱聚而為黃苔也（按苔字，方書悉作胎。胎乃胎包

之胎，特以苔生舌上，故從肉旁。不知古人借用之字甚多。蓋濕熱蒸而生苔，或黃、或白、或青、或黑。皆因病之深淺、或寒、或熱、或燥、或濕而然，如春夏間石上土 之陰面生苔者然。故本論苔字。悉從草不從肉）。

喘，氣鬱極也。咳，火剋金也。胸膺，背之府也，皆天氣主之，肺主天氣，肺氣鬱極，故痛走胸膺背也，走者，不定之詞。

不得太息，氣鬱之極也。頭痛不堪，亦天氣實鬱之極也。汗出而寒，毛竅開，故汗出，汗出衛虛，故惡寒，又肺本惡寒也。

14. 腎熱病者，先腰痛，胻酸，苦渴數飲，身熱；熱爭則項痛而強，胻寒且酸，足下熱，不欲言，其逆則項痛，員員澹澹然；戊己甚，壬癸大汗。氣逆則戊己死。刺足少陰、太陽。

腎病腰先痛者，腰為腎之府，又腎脈貫脊會於督之長強穴。

胻，腎脈入跟中，以上腨內，太陽之脈亦下貫腨內，即腨也；酸，熱爍液也。

苦渴數飲，腎主五液而惡燥，病熱則液傷而燥，故苦渴而飲水求救也。

項，太陽之脈，從巔入絡腦，還出別下項：腎病至於熱爭，臟病甚而移之腑，故項痛而強也。

胻寒且酸，胻義見上，寒，熱極為寒也；酸，熱爍液也。

足下熱，腎脈從小指之下，斜趨足心湧泉穴，病甚而熱也。

不欲言，心主言，腎病則水剋火也。員員澹澹，狀其痛之甚而無奈也。

15. 肝熱病者，左頰先赤；心熱病者，顏先赤；脾熱病者，鼻先赤；肺熱病者，右頰先赤；腎熱病者，頤先赤。病雖未發，見赤色者刺之，名曰治未病。

此節言五臟欲病之先，必各現端緒於其部分，示人早治，以免熱爭則病重也。

16.《熱論篇》：帝曰：熱病已癒，時有所遺者，何也？

岐伯曰：諸遺者，熱甚而強食之，故有所遺也。若此者，皆病已衰而熱有所藏，因其穀氣相薄，兩熱相合，故有所遺也。

帝曰：治遺奈何？

岐伯曰：視其虛實，調其逆從，可使必已也。

帝曰：病熱當何禁之？

岐伯曰：病熱少癒，食肉則復，多食則遺，此其禁也。

此節言熱病之禁也，語意自明。大抵邪之著人也，每借有質以為依附，熱時斷不可食，熱退必須少食，如兵家堅壁清野之計，必俟熱邪盡退，而後可大食也。

17.《刺法論》：帝曰：余聞五疫之至，皆相染易，無問大小，病狀相似，不施救療，如何可得不相移易者？

岐伯曰：不相染者，正氣存內，邪不可干。

此言避疫之道。

按此下尚有避其毒氣若干言，以其想青氣想白氣等，近於祝由家言，恐後人附會之詞，故節之，要亦不能外「正氣存內、邪不可干」二句之理，語意已盡，不必滋後學之惑也。

18.《玉板論要》曰：病溫虛甚死。

病溫之人，精血虛甚，則無陰以勝溫熱，故死。

原病篇

19.《平人氣象論》曰：人一呼脈三動，一吸脈三動而躁，尺熱曰病溫，尺不熱脈滑曰病風，脈澀曰痺。

呼吸俱三動，是六、七至脈矣，而氣象又躁急，若尺部肌肉熱，則為病溫。蓋溫病必傷金水二臟之津液，尺之脈屬腎，尺之穴屬肺也，此處肌肉熱，故知為病溫。

其不熱而脈兼滑者，則為病風，風之傷人也，陽光受之，尺為陰，故不熱也。如脈動躁而兼澀，是氣有餘而血不足，病則為痺矣。

上焦篇

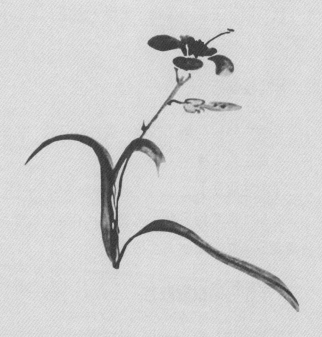

‖ 風溫　溫熱　溫疫　溫毒　冬溫 ‖

（一）溫病者，有風溫、有溫熱、有溫疫、有溫毒、有暑溫、有濕溫、有秋溫、有冬溫、有溫瘧。

（二）凡病溫者，始於上焦，在手太陰。

（三）太陰之為病，脈不緩，不緊而動數，或兩寸獨大，尺膚熱，頭痛，微惡風寒，身熱自汗，口渴，或不渴而咳，午後熱甚者，名曰溫病。

（四）太陰風溫、溫熱、溫疫、冬溫，初起惡風寒者，桂枝湯主之。但惡熱，不惡寒而渴者，辛涼平劑銀翹散主之。溫毒、暑溫、濕溫、溫瘧不在此列。

● 桂枝湯方

桂枝六錢　芍藥二錢炒　炙甘草二錢　生薑三片　大棗二枚去核

【煎法服法】

必如《傷寒論》原文而後可。不然，不唯失桂枝湯之妙，反生他變，病必不除。

● 辛涼平劑銀翹散方

連翹一兩　銀花一兩　苦桔梗六錢　薄荷六錢

竹葉四錢　生甘草五錢　芥穗四錢　淡豆豉五錢
牛蒡子六錢

上杵為散，每服六錢，鮮葦根湯煎，香氣大出，即取服，勿過煮。肺藥取輕清，過煮則味厚而入中焦矣。

病重者約二時一服，日三服，夜一服；輕者三時一服，日二服，夜一服；病不解者作再服。蓋肺位最高，藥過重則過病所，少用又有病重藥輕之患。故從普濟消毒飲時時輕揚法。

今人亦間有用辛涼法者，多不見效，蓋病重藥輕之故。一不見效，遂改弦易轍，轉去轉遠；即不更張，緩緩延至數日後，必成中下焦症矣。

胸膈悶者，加藿香三錢、鬱金三錢，護膻中；

渴甚者，加花粉；

項腫咽痛者，加馬勃、元參；

衄者，去芥穗、豆豉，加白茅根三錢、側柏炭三錢、梔子炭三錢；

咳者，加杏仁利肺氣；

二三日病猶在肺，熱漸入裡，加細生地、麥冬保津液；

再不解或小便短者，加知母、黃芩、梔子之苦寒，與麥地之甘寒，合化陰氣而治熱淫所勝。

（五）太陰溫病，惡風寒，服桂枝湯已，惡寒解，餘病不解者，銀翹散主之。餘證悉減者，減其制。

太陰溫病，總上條所舉而言之。惡寒已解，是全無風寒，止餘溫病，即禁辛溫法，改從辛涼。減其制者，減銀翹散之制也。

（六）太陰風溫，但咳，身不甚熱，微渴者，辛涼輕劑桑菊飲主之。

咳，熱傷肺絡也。身不甚熱，病不重也。渴而微，熱不甚也。恐病輕藥重，故另立輕劑方。

● 辛涼輕劑桑菊飲方

杏仁二錢　連翹一錢五分　薄荷八分　桑葉二錢五分　菊花一錢　苦桔梗二錢　生甘草八分　葦根二錢

水二杯，煮取一杯，日二服。二三日不解，氣粗似喘，燥在氣分者，加石膏、知母。

舌絳暮熱甚燥，邪初入營，加元參二錢，犀角一錢；

在血分者，去薄荷、葦根，加麥冬、細生地、玉竹、丹皮各二錢；

肺熱甚者，加黃芩；

渴者加花粉。

（七）太陰溫病，脈浮洪，舌黃，渴甚，大汗，面赤，惡熱者，辛涼重劑白虎湯主之。

脈浮洪，邪在肺經氣分也。舌黃，熱已深。渴甚，津已傷也。大汗，熱逼津液也。面赤，火炎上也。惡熱，邪欲出而未遂也。辛涼平劑焉能勝任，非虎嘯風生，金飆退熱，而又能保津液不可，前賢多用之。

● 辛涼重劑白虎湯方

生石膏一兩，研　知母五錢　生甘草三錢　白粳米一合

水八杯，煮取三杯，分溫三服，病退減後服，不知再作服。

（八）太陰溫病，脈浮大而芤，汗大出微喘，甚至鼻孔煽者，白虎加人參湯主之。脈若散大者，急用之，倍人參。

浮大而芤，幾於散矣，陰虛而陽不固也。補陰藥有鞭長莫及之虞，惟白虎退邪陽，人參固正陽。使陽能生陰，乃救化源欲絕之妙法也。汗湧，鼻煽，脈散，皆化源欲絕之徵兆也。

● 白虎加人參湯方

即於上方內加人參三錢。

（九）白虎本為達熱出表，若其人脈浮弦而細者，不可與也；脈沉者，不可與也；不渴者，不可與也；汗不出者，不可與也。常須識此，勿令誤也。

此白虎之禁也，按白虎剽悍，邪重非其力不舉，用之得當，原有立竿見影之妙，若用之不當，禍不旋踵。懦者多不敢用，未免坐誤事機；孟浪者，不問其脈證之若何，一概用之，甚至石膏用至斤餘之多，應手而效者固多，應手而斃者亦復不少。皆未真知確見其所以然之故，故手下無準也。

（十）太陽溫病，氣血兩燔者，玉女煎去牛膝，加元參主之。

● **玉女煎**（去牛膝熟地加細生地元參方辛涼合甘寒法）

生石膏三兩　知母四錢　元參四錢　細生地六錢　麥冬六錢

水八杯，煮取三杯，分二次服，渣再煮一盅服。

（十一）太陰溫病，血從上溢者，犀角地黃湯合銀翹散主之。有中焦病者，以中焦法治之。若吐粉紅血水者死不治。血從上溢，脈七八至以上，面反黑者死不治。可用清絡育陰法。

● **犀角地黃湯方**（見下焦篇）

● **銀翹散**（方見前）

已用過表藥者，去豆豉、芥穗、薄荷。

（十二）太陰溫病，口渴甚者，雪梨漿沃之。
吐白沫黏滯不快者，五汁飲沃之。

此皆甘寒救液法也。

● **雪梨漿方**（甘冷法）

以甜水梨大者一枚，薄切，新汲涼水內浸半
日，時時頻服。

● **五汁飲方**（甘寒法）

梨汁　荸薺汁　鮮葦根汁　麥冬汁　藕汁或用
蔗漿

臨時斟酌多少，和勻涼服。不甚喜涼者，重湯
燉溫服。

（十三）太陰病，得之二三日，舌微黃，寸脈
盛，心煩懊憹，起臥不安，欲嘔不得嘔，無中焦
症，梔子豉湯主之。

溫病二、三日，或已汗，或未汗，舌微黃，邪

已不全在肺中矣。寸脈盛，心煩懊憹，起臥不安，欲嘔不得，邪在上焦膈中也。在上者因而越之，故湧之以梔子，開之以香豉。

● 梔子豉湯方（酸苦法）

梔子五枚搗碎　香豆豉六錢

水四杯，先煮梔子數沸，後納香豉，煮取二杯，先溫服一杯，得吐。止後服。

（十四）太陰病，得之二三日，心煩不安，痰涎壅盛，胸中痞塞，欲嘔者，無中焦症，瓜蒂散主之。虛者加參蘆。

此與上條有輕重之分，有有痰無痰之別。重劑不可輕用，病重藥輕，又不能了事，故上條上用梔子豉湯快湧膈中之熱，此以痰涎壅盛，必用瓜蒂散急吐之，恐邪入包宮而成痙厥也。瓜蒂、梔子之苦寒，含赤小豆之甘酸，所謂酸苦湧泄為陰，善吐熱痰，亦在上者因而越之方也。

● 瓜蒂散方（酸苦法）

甜瓜蒂一錢　赤小豆二錢研　山梔子二錢

水二杯，煮取一杯，先服半杯，得吐，止後服，不吐，再服。虛者加人參蘆一錢五分。

（十五）太陰溫病，寸脈大，舌絳而乾，法當渴，今反不渴者，熱在營中也。清營湯去黃連主之。

　　渴乃溫之本病，今反不渴，滋人疑惑；而舌絳且乾，兩寸脈大的係溫病。蓋邪熱入營蒸騰，營氣上升，故不渴，不可疑不渴非溫病也，故以清營湯清營分之熱，去黃連者，不欲其深入也。

● 清營湯（見暑溫門中）

　　（十六）太陰溫病，不可發汗。發汗而汗不出者，必發斑疹；汗出過多者，必神昏譫語。發斑者，化斑湯主之；發疹者，銀翹散去豆豉加細生地、丹皮、大青葉，倍元參主之。禁升麻、柴胡、當歸、防風、羌活、白芷、葛根、三春柳。

　　神昏譫語者，清宮湯主之。牛黃丸、紫雪丹、局方至寶丹亦主之。

● 化斑湯方

　　石膏一兩　知母四錢　生甘草三錢　元參三錢
犀角二錢　白粳米一合

　　水八杯，煮取三杯，日三服，渣再煮一盅，夜一服。

● 銀翹散去豆豉加丹皮細生地大青葉倍元參方

即於前銀翹散內去豆豉，加細生地四錢，大青葉三錢，丹皮三錢，元參加至一兩。

【方論】

銀翹散義見前。加四物，取其清血熱；去豆豉，畏其溫也。

● 清宮湯方

元參心三錢　蓮子心五分　竹葉卷心二錢　連翹心二錢　犀角尖二錢磨沖　連心麥冬三錢

【加減法】

熱痰盛，加竹瀝、梨汁各五匙。咯痰不清，加栝樓皮一錢五分。熱毒盛加金汁、人中黃。漸欲神昏，加銀花三錢，荷葉二錢，石菖蒲一錢。

● 安宮牛黃丸方

牛黃　鬱金　犀角　黃連　朱砂　山梔　雄黃　黃芩各一兩　梅片　麝香各二錢五分　真珠五錢　金箔

上為極細末，煉老蜜為丸，每丸一錢，金箔為衣，蠟護。脈虛者人參湯下，脈實者銀花、薄荷湯

下，每服一丸。

兼治飛屍卒厥，五癇中惡，大人小兒瘛瘲之因於熱者。大人病重體實者日再服，甚至日三服；小兒服半丸，不知再服半丸。

● **紫雪丹方**（從《本事方》去黃精）

滑石　石膏　寒水石各一斤　磁石水二斤煮搗煎去渣入後藥：羚羊角　木香　犀角　沉香各五兩　丁香一兩　升麻　元參各一斤　炙甘草半斤

以上八味，並搗銼，入前藥汁中煎，去渣入後藥：朴硝、硝石各二斤，提淨，入前藥汁中，微火煎，不住手將柳木攪，候汁欲凝，再加入後二味：辰砂三兩，研細　麝香一兩二錢，研細　入煎藥拌勻，合成退火氣，冷水調服一二錢。

● **局方至寶丹方**

犀角一兩鎊　朱砂一兩　飛琥珀一兩研　玳瑁一兩鎊　牛黃五錢　麝香五錢

以安息香重湯燉化，和諸藥為丸，一百丸，蠟護。

（十七）邪入心包，舌謇肢厥，牛黃丸主之，紫雪丹亦主之。（方並見前）

厥者，盡也，陰陽極造其偏，皆能致厥。傷寒之厥，足厥陰病也。溫熱之厥，手厥陰病也。舌捲囊縮，雖同係厥陰見證，要之舌屬手，囊屬足也。蓋舌為心竅，包絡代心用事，腎囊前後，皆肝經所過，斷不可以陰陽二厥混而為一，若陶節庵所云：「冷過肘膝，便為陰寒」，恣用大熱。

（十八）溫毒咽痛喉腫，耳前耳後腫，頰腫，面正赤，或喉不痛但外腫，甚則耳聾，俗名大頭溫、蝦蟆溫者，普濟消毒飲去柴胡、升麻主之。初起一二日，再去芩連，三四日加之佳。

●普濟消毒飲去升麻柴胡黃芩黃連方

連翹一兩　薄荷三錢　馬勃四錢　牛蒡子六錢芥穗三錢　僵蠶五錢　元參一兩　銀花一兩　板藍根五錢　苦桔梗一兩　甘草五錢

上共為粗末，每服六錢，重者八錢。鮮葦根湯煮，去渣服。約二時一服，重者一時許一服。

（十九）溫毒外腫，水仙膏主之。並主一切癰瘡。

按：水仙花得金水之精，隆冬開花，味苦微辛，寒滑無毒，苦能升火敗毒，辛能散邪熱之結，寒能勝熱，滑能利痰，其妙用全在汁之膠黏，能拔

毒外出，使毒邪不致深入臟腑傷人也。

● 水仙膏方

水仙花根，不拘多少，剝去老赤皮與根鬚，入石臼，搗如膏，敷腫處，中留一空出熱氣，乾則易之。以肌膚上生黍米大小黃瘡為度。

（二十）溫毒敷水仙膏後，皮間有小黃瘡如黍米者，不可再敷水仙膏。過敷則痛甚而爛，三黃二香散主之。

三黃取其峻瀉諸火，而不爛皮膚，二香透絡中餘熱而定痛。

● 三黃二香散方（苦辛芳香法）

黃連一兩　黃柏一兩　生大黃一兩　乳香五錢沒藥五錢

上為極細末，初用細茶葉調敷，乾則易之，繼則用香油調敷。

（二十一）溫毒神昏譫語者，先以安宮牛黃丸、紫雪丹之屬，繼以清宮湯。

● 安宮牛黃丸、紫雪丹、清宮湯（方法並見前）

‖ 暑　溫 ‖

（二十二）形似傷寒，但右脈洪大而數，左脈反小於右，口渴甚，面赤，汗大出者，名曰暑溫，在手太陰，白虎湯主之；脈芤甚者，白虎加人參湯主之。（方並見前）

此標暑溫之大綱也。按溫者熱之漸，熱者溫之極也。溫盛為熱，木生火也。熱極濕動，火生土也。上熱下濕，人居其中而暑成矣。

（二十三）《金匱》謂太陽中暍，發熱惡寒，身重而疼痛，其脈弦細芤遲，小便已，灑灑然毛聳，手足逆冷，小有勞，身腳熱，口開，前板齒燥；若發其汗，則惡寒甚，加溫針，則發熱甚，數下，則淋甚，可與東垣清暑益氣湯。

● 清暑益氣湯方 (辛甘化陽，酸甘化陰復法)

黃耆一錢　黃柏一錢　麥冬二錢　青皮一錢
白朮一錢五分　升麻三分　當歸七分　炙甘草一錢
神麴一錢　人參一錢　澤瀉一錢　五味子八分　陳皮一錢　蒼朮一錢五分　葛根三分　生薑二片　大棗二枚

水五杯，煮取二杯，渣再煮一杯，分溫三服。

虛者得宜，實者禁用，汗不出而但熱者禁用。

（二十四）手太陰暑溫，如上條證，但汗不出者，新加香薷飲主之。

證如上條，指形似傷寒，右脈洪大，左手反小；面赤口渴而言。但以汗不能自出，表實為異，故用香薷飲發暑邪之表也。

● 新加香薷飲方（辛溫復辛涼法）

香薷二錢　銀花三錢　鮮扁豆花三錢　厚朴二錢　連翹二錢

水五杯，煮取二杯，先服一杯，得汗，止後服，不汗再服，服盡不汗，再作服。

（二十五）手太陰暑溫，服香薷飲，微得汗，不可再服香薷飲。重傷其表，暑必傷氣，最令表虛。雖有餘症，知在何經，以法治之。

（二十六）手太陰暑溫，或已經發汗，或未發汗，而汗不止，煩渴而喘，脈洪大有力者，白虎湯主之；脈洪大而芤者，白虎加人參湯主之；身重者濕也，白虎加蒼朮湯主之；汗多脈散大，喘喝欲脫者，生脈散主之。

此條與上文少異者，只已經發汗一句。

● 白虎加蒼朮湯

白虎湯加蒼朮三錢。

汗多而脈散大，其為陽氣發洩太甚，內虛不司留戀可知。生脈散酸甘化陰，守陰所以留陽，陽留，汗自止也。以人參為君，所以補肺中元氣也。

● 生脈散方（酸甘化陰法）

人參三錢　麥冬二錢不去心　五味子一錢

水三杯，煮取八分二杯，分二次服，渣再煎服。脈不斂，再作服，以脈斂為度。

（二十七）手太陰暑溫，發汗後暑證悉減，但頭微脹，目不了了，餘邪不解者，清絡飲主之。邪不解，而入中下焦者，以中下法治之。

既曰餘邪，不可用重劑明矣，只以芳香輕藥清肺絡中餘邪足矣。倘病深而入中下焦，又不可以淺藥治深病也。

● 清絡飲方（辛涼芳香法）

鮮荷葉邊二錢　鮮銀花二錢　西瓜翠衣二錢
鮮扁豆花一枝　鮮竹葉心二錢　絲瓜皮二錢

水二杯，煮取一杯，日二服。凡暑傷肺經氣分

之輕證，皆可用之。

（二十八）手太陰暑溫，但咳無痰，咳聲清高者，清絡飲加甘草、桔梗、甜杏仁、麥冬、知母主之。

咳而無痰，不嗽可知，咳聲清高，金音清亮，久咳則啞，偏於火而不兼濕也。即用清絡飲，清肺絡中無形之熱，加甘、桔開提，甜杏仁利肺而不傷氣，麥冬、知母保肺陰而制火也。

● 清絡飲加甘桔甜杏仁麥冬知母湯方

清絡飲內加甘草一錢　桔梗一錢　甜杏仁二錢麥冬三錢　知母三錢

（二十九）兩太陰暑溫，咳而且嗽，咳聲重濁，痰多，不甚渴，渴不多飲者，小半夏加茯苓湯，再加厚朴、杏仁主之。

此條應入濕溫，都列於此處，以與上條為對待之文，可以互證也。

● 小半夏加茯苓湯再加厚朴杏仁方（辛溫淡法）

半夏八錢　茯苓塊六錢　厚朴三錢　生薑五錢杏仁三錢

甘瀾水八杯，煮取三杯，溫服，日三服。

（三十）脈虛夜寐不安，煩渴舌赤，時有讝語，目常開不閉，或喜閉不開，暑入手厥陰也。手厥陰暑溫，清營湯主之。舌白滑者，不可與也。

夜寐不安，心神虛而陽不得入陰也。煩渴舌赤，心恣而心體虧也。時有讝語，神明欲亂也。目常開不閉，目為火戶，火性急，常恣開以泄其火、且陽不下交於陰也；或喜閉不喜開者，陰為亢陽所損，陰損則惡見陽光也。

● 清營湯方（鹹寒苦甘法）

犀角三錢　麥冬三錢　銀花三錢　生地黃五錢　丹參二錢　連翹二錢連心用　元參三錢　黃連一錢五分　竹葉心一錢

水八杯，煮取三杯，日三服。

（三十一）手厥陰暑溫，身熱不惡寒，神清不了了，時時讝語者，安宮牛黃丸主之，紫雪丹亦主之。（方義並見前）

身熱不惡寒，已無手太陰證，神氣欲昏，而又時時讝語，不比上條時有讝語，謹防內閉，故以芳香開竅，苦寒清熱為急。

（三十二）暑溫寒熱，舌白不渴，吐血者，名曰暑瘵，為難治。清絡飲加杏仁薏仁滑石湯主之。

● 清絡飲加杏仁薏仁滑石湯方

清絡飲內加杏仁二錢　滑石末三錢　薏仁三錢
服法如前。

（三十三）小兒暑溫，身熱，卒然痙厥，名曰
暑癇，清營湯主之，亦可少與紫雪丹。

小兒之陰，更虛於大人，況暑月乎！一得暑
溫，不移時有過衛入營者，蓋小兒之臟腑薄也。血
絡受火邪逼迫，火極而內風生，俗名急驚，混與發
散消導，死不旋踵，惟以清營渴清營分之熱而保
津液，使液充陽和，自然汗出而解，斷斷不可發汗
也。可少與紫雪者，清包絡之熱而開內竅也。

（三十四）大人暑癇，亦同上法。熱初入營，
肝風內動，手足瘈瘲，可於清營湯中加　藤、丹
皮、羚羊角，方與清營湯、紫雪丹方。（法並見前）

‖ 伏　暑 ‖

【按】暑溫、伏暑，名雖異而病實同，治法須
前後互參，故中下焦篇不另立一門。

（三十五）暑兼濕熱，偏於暑之熱者為暑溫，多
手太陰證而宜清；偏於暑之濕者為濕溫，多足太陰證
而宜溫。濕熱平等者兩解之。各宜分曉，不可混也。

此承上起下之文。按暑溫、濕溫，古來方法最多精妙，不比前條溫病毫無尺度，本論原可不必再議，特以《內經》有先夏至為病溫、後夏至為病暑之明文，是暑與溫，流雖異而源則同，不得言溫而遺暑，言暑而遺濕。

（三十六）長夏受暑，過夏而發者，名曰伏暑。霜未降而發者少輕；霜既降而發者則重；冬日發者尤重。子午丑未之年為多也。

長夏盛暑，氣壯者不受；稍弱者但頭暈片刻，或半日而已；次則即病；其不即病而內舍於骨髓，外舍於分內之間，氣虛者也。

（三十七）頭痛微惡寒，面赤煩渴，舌白脈濡而數者，雖在冬月，猶為太陰伏暑也。

頭痛惡寒，與傷寒無異；面赤煩渴，則非傷寒矣，然猶似傷寒陽明證；若脈濡而數，則斷斷非傷寒矣。蓋寒脈緊，風脈緩，暑脈弱，濡則弱之象，弱即濡之體也。

（三十八）太陰伏暑，舌白口渴，無汗者，銀翹散去牛蒡、元參加杏仁、滑石主之。

此邪在氣分而表實之證也。

（三十九）太陰伏暑，舌赤口渴，無汗者，銀翹散加生地、丹皮、赤芍、麥冬主之。

此邪在血分而表實之證也。

（四十）太陰伏暑，舌白，口渴，有汗，或大汗不止者，銀翹散去牛蒡子、元參、芥穗，加杏仁、石膏、黃芩主之。脈洪大，渴甚，汗多者，仍用白虎湯；脈虛大而芤者，仍用人參白虎湯。

此邪在氣分而表虛之證也。

（四十一）太陰伏暑，舌赤，口渴，汗多，加減生脈散主之。

此邪在血分而表虛之證也。

● 銀翹散去牛蒡子元參加杏仁滑石方

銀翹散內除去牛蒡子、元參，加杏仁六錢，滑石（飛）一兩，服如銀翹散法。胸悶加鬱金四錢，香豉四錢，嘔而痰多加半夏六錢，茯苓六錢，小便短加薏仁八錢，白通草四錢

● 銀翹散加生地丹皮赤芍麥冬方

銀翹散內加生地六錢，丹皮四錢，赤芍四錢，麥冬六錢，服法如前。

● 銀翹散去牛蒡子元參芥穗加杏仁石膏黃芩方

銀翹散內去牛蒡子、元參、芥穗，加杏仁六

錢，生石膏一兩，黃芩五錢，服法如前。

●白虎法、白虎加人參法（俱見前）

●加減生脈散方（酸甘化陰法）

沙參三錢　麥冬三錢　五味子一錢　丹皮二錢
細生地三錢

水五杯，煮二杯，分溫再服。

（四十二）伏暑、暑溫、濕溫，證本一源，前
後互參，不可偏執。

‖ 濕溫　寒濕 ‖

（四十三）頭痛惡寒，身重疼痛，舌白不渴，
脈弦細而濡，面色淡黃，胸悶不饑，午後身熱，狀
若陰虛，病難速已，名曰濕溫。汗之則神昏耳聾，
甚則目瞑不欲言；下之則洞瀉；潤之則病深不解。
長夏深秋冬日同法，三仁湯主之。

　頭痛惡寒，身重疼痛，有似傷寒，脈弦濡，則
非傷寒矣。舌白不渴，面色淡黃，則非傷暑之偏於
火者矣。胸悶不肌，濕閉清陽道路也。午後身熱，
狀若陰虛者，濕為陰邪，陰邪自旺於陰分，故與陰
虛同一午後身熱也。濕為陰邪，自長夏而來，其來

有漸，且其性氤氳黏膩，非若寒邪之一汗而解，溫熱之一涼則退，故難速已。

● 三仁湯方

杏仁五錢　飛滑石六錢　白通草二錢　白蔻仁二錢　竹葉二錢　厚朴二錢　生薏仁六錢　半夏五錢

甘瀾水八碗，煮取三碗，每服一碗，日三服。

（四十四）濕溫邪入心包，神昏肢逆，清宮湯去蓮心、麥冬，加銀花、赤小豆皮，煎送至寶丹，或紫雪丹亦可。

仲景謂濕家忌發汗，發汗者病痙。濕熱相搏，循經入絡，故以清宮湯清包中之熱邪，加銀花、赤豆以清濕中之熱，而又能直入手厥陰也。至寶丹去穢濁復神明，若無至寶，即以紫雪代之。

● 清宮湯去蓮心麥冬加銀花赤小豆皮方

犀角一錢　連翹心三錢　元參心二錢　竹葉心二錢　銀花二錢　赤小豆皮三錢

● 至寶丹、紫雪丹方（並見前）

（四十五）濕溫喉阻咽痛，銀翹馬勃散主之。

肺主氣，濕溫者，肺氣不化，鬱極而一陰一陽

（謂心與膽也）之火俱結也。蓋全病不能平木，木反挾心火來刑肺金。喉即肺系，其閉在氣分者即阻，閉在血分者即痛也，故以輕藥開之。

● **銀翹馬勃散方**（辛涼微苦法）

連翹一兩　牛蒡子六錢　銀花五錢　射干三錢馬勃二錢

上杵為散，服如銀翹散法。不痛但阻甚者，加滑石六錢。

（四十六）太陰濕溫，氣分痹鬱而噦者（俗名為呃），宣痹湯主之。

上焦清陽膹鬱，亦能致噦，治法故以輕宣肺痹為主。

● **宣痹湯方**（苦辛通法）

枇杷葉二錢，去毛　鬱金一錢五分　射干一錢白通草一錢　香豆豉一錢五分

水五杯，煮取二杯，分二次服。

（四十七）太陰濕溫喘促者，千金葦莖湯加杏仁、滑石主之。

《金匱》謂喘在上焦，其息促。太陰濕蒸為痰，喘息不寧，故以葦莖湯輕宣肺氣，加杏仁、滑石利竅

而逐熱飲。若寒飲喘咳者，治屬飲家，不在此例。

●千金葦莖湯加杏仁滑石方（辛淡法）

葦莖五錢　薏苡仁五錢　桃仁二錢　冬瓜子二錢　滑石三錢　杏仁三錢

水八杯，煮取三杯，分三次服。

（四十八）《金匱》謂太陽中暍，身熱疼重而脈微弱，此以夏月傷冷水。水行皮中所致也。一物瓜蒂散主之。

此熱少濕多，陽鬱致病之方法也。瓜蒂湧吐其邪，暑濕俱解，而清陽復辟矣。

●一物瓜蒂湯方

瓜蒂二十個

上搗碎，以逆流水八杯，煮取三杯，先服一杯，不吐再服，吐，停後服。虛者加參蘆三錢。

（四十九）寒濕傷陽，形寒脈緩，舌淡或白滑，不渴，經絡拘束，桂枝薑附湯主之。

載寒濕，所以互證濕溫也。按寒濕傷表陽中經絡之證，《金匱》論之甚詳，茲不備錄。獨採葉案一條，以見濕寒、濕溫不可混也。形寒脈緩，舌白不渴，而經絡拘束，全係寒證，故以薑附溫中，白

朮燥溫，桂枝通行表陽也。

● 桂枝薑附湯（苦辛熱法）

桂枝六錢　乾薑三錢　白朮三錢生　熟附子三錢

水五杯，煮取二杯，渣再煮一盅服。

‖ 溫　瘧 ‖

（五十）骨節疼煩，時嘔，其脈如平，但熱不寒，名曰溫瘧，白虎加桂枝湯主之。

陰氣先陽，陽氣獨發，故但熱不寒，令人消爍肌肉，與伏暑相似，亦溫病之類也。彼此實足以相混，故附於此，可以參觀而並見。治以白虎加桂枝湯者，以白虎保肺清金，峻瀉陽明獨勝之熱，使不消爍肌肉，單以桂枝一味，領邪外出，作嚮導之官，得熱因熱用之妙。

● 白虎加桂枝湯方（辛涼苦甘復辛溫法）

知母六錢　生石膏一兩六錢　粳米一合　桂枝木三錢　炙甘草二錢

水八碗，煮取三碗，先服一碗，得汗為度，不知再服。知後仍服一劑，中病即已。

（五十一）但熱不寒，或微寒多熱，舌乾口渴，此乃陰氣先傷，陽氣獨發，名曰癉瘧，五汁飲主之。

仲景於癉瘧條下，謂以飲食消息之，並未出方，調如是重病而不用藥，特出飲食二字，重胃氣可知。陽明於臟象為陽土，於氣運為燥金，病係陰傷陽獨，法當救陰何疑。重胃氣，法當救胃陰何疑。

● 五汁飲（方見前）

【加減法】

此甘寒救胃陰之方也。欲清表熱。則加竹葉、連翹；欲瀉陽明獨勝之熱，而保肺之化源，則加知母；欲救陰血，則加生地、元參；欲宣肺氣，則加杏仁；欲行三焦開邪出路，則加滑石。

（五十二）舌白渴飲，咳嗽頻仍，寒從背起，伏暑所致，名曰肺瘧，杏仁湯主之。

肺瘧，瘧之淺者。肺瘧雖云易解，稍緩則深，最忌用治瘧印板俗例之小柴胡湯，蓋肺去少陽半表裡之界尚遠，不得引邪深入也，故以杏仁湯輕宣肺氣，無使邪聚則愈。

● 杏仁湯方（苦辛寒法）

杏仁三錢　黃芩一錢五分　連翹一錢五分　滑

石三錢　桑葉一錢五分　茯苓三錢　白蔻皮八分
梨皮二錢

水三杯，煮取一杯，日再服。

（五十三）熱多昏狂，譫語煩渴，舌赤中黃，
脈弱而數，名曰心瘧，加減銀翹散主之；兼穢，舌
濁口氣重者，安宮牛黃丸主之。

心瘧者，心不受邪，受邪則死，瘧邪始受在
肺，逆傳心包絡。其受之淺者，以加減銀翹散清肺與
膈中之熱，領邪出衛；其受之重，邪閉心包之竅，則
有閉脫之危，故以牛黃丸，清宮城而安君主也。

● **加減銀翹散方**（辛涼兼芳香法）

連翹十分　銀花八分　元參五分　犀角五分
麥冬五分不去心　竹葉三分

共為粗末，每服五錢，煎成去渣，點荷葉汁
二三茶匙，日三服。

● **安宮牛黃丸**（方見前）

‖ 秋　燥 ‖

（五十四）秋感燥氣，右脈數大，傷手太陰氣

分者，桑杏湯主之。

前人有云：六氣之中惟燥不為病，似不盡然。蓋以《內經》少秋感於燥一條，故有此議耳。如陽明司天之年，豈無燥金之病乎？大抵春秋二令，氣候較夏冬之偏寒偏熱為平和，其由於冬夏之伏氣為病者多，其由於本氣自病者少，其由於伏氣而病者重，本氣自病者輕耳。其由於本氣自病之燥證，初起必在肺衛，故以桑杏湯清氣分之燥也。

●桑杏湯方（辛涼法）

桑葉一錢　杏仁一錢五分　沙參二錢　象貝一錢　香豉一錢　梔皮一錢　梨皮一錢

水二杯，煮取一杯，頓服之，重者再作服（輕藥不得重用，重用必過病所，再一次煮成三杯，其二三次之氣味必變，藥之氣味俱輕故也）。

（五十五）感燥而咳者，桑菊飲主之。

亦救肺衛之輕劑也。

●桑菊飲（方見前）

（五十六）燥傷肺胃陰分，或熱或咳者，沙參麥冬湯主之。

此條較上二條，則病深一層矣，故以甘寒救其

津液。

●沙參麥冬湯方（甘寒法）

沙參三錢　玉竹二錢　生甘草一錢　冬桑葉一錢五分　麥冬三錢　生扁豆一錢五分　花粉一錢五分

水五杯，煮取二杯，日再服。久熱久咳者，加地骨皮三錢。

（五十七）燥氣化火，清竅不利者，翹荷湯主之。

清竅不利，如耳鳴目赤，齦脹咽痛之類。翹荷湯者，亦清上焦氣分之燥熱也。

●翹荷湯方（辛涼法）

薄荷一錢五分　連翹一錢五分　生甘草一錢　黑梔皮一錢五分　桔梗二錢　綠豆皮二錢

水二杯，煮取一杯，頓服之，日服二劑。重者日三服。

【加減法】

耳鳴者加羚羊角、苦丁茶。目赤者加鮮菊葉、苦丁茶、夏枯草。咽痛者加牛蒡子、黃芩。

（五十八）諸氣膹鬱，諸痿喘嘔之因於燥者，喻氏清燥救肺湯主之。

● 清燥救肺湯方（辛涼甘潤法）

石膏二錢五分　甘草一錢　霜桑葉三錢　人
參七分　杏仁七分泥　胡麻仁一錢炒研　阿膠八分
麥冬二錢不去心　枇杷葉六分去淨毛，炙

水一碗，煮六分，頻頻二、三次溫服，痰多加
貝母、栝樓，血枯加生地黃，熱甚加犀角、羚羊
角，或加牛黃。

● 補秋燥勝氣論（節錄）

按前所序之秋燥方論，乃燥之復氣也，標氣
也。蓋燥屬金而剋木，木之子，少陽相火也。火氣
來復，故現燥熱乾燥之症。又《靈樞》謂丙丁為手
之兩陽合明，辰巳為足之兩陽合明。陽明本燥，
標陽也。前人謂燥氣化火，經謂燥金之下，火氣承
之，皆謂是也。

按古方書，無秋燥之病，近代以來，唯喻氏始
補燥氣論，其方用甘潤微寒。葉氏亦有燥氣化火之
論，其方用辛涼甘潤，乃《素問》所謂燥化於天，
熱反勝之，治以辛涼，佐以甘苦法也。

再按勝復之理與正化、對化、從本、從標之
道。近代以來，多不深求，注釋之家，亦不甚考。

如仲景《傷寒論》中之麻桂薑附治寒之勝氣也，治寒之正化也，治寒之本病也。

白虎承氣治寒之復病也，治寒之對化也，治寒之標病也。餘氣俱可從此類推。

（一）秋燥之氣，輕則為燥，重則為寒，化氣為濕，復氣為火。

揭燥氣之大綱，兼敘其子母之氣、勝復之氣，而燥氣自明。重則為寒者，寒水為燥金之子也；化氣為濕者，土生金，濕土其母氣也。

（二）燥傷本臟，頭微痛，惡寒，咳嗽稀痰，鼻塞，嗌塞，脈弦無汗，杏蘇散主之。

本臟者，肺胃也。經有嗌塞而咳之明文，故上焦之病自此始。燥傷皮毛，故頭微痛惡寒也，微痛者，不似傷寒之痛甚也。

● 杏蘇散方

蘇葉　半夏　前胡　苦桔梗　陳皮　大棗　茯苓　枳殼　杏仁　甘草　生薑

【加減法】

無汗脈弦甚或緊者，加羌活微透汗，汗後咳不止去蘇葉、羌活，加蘇梗。兼泄瀉腹滿者，加蒼朮、厚朴。頭痛兼眉棱骨痛者，加白芷。熱甚加黃

芩，泄瀉腹滿者不用。

（三）傷燥，如傷寒太陽證，有汗不咳，不嘔不痛者，桂枝湯小和之。

如傷寒太陽證者，指頭痛、身痛、惡風寒而言也。有汗不得再發其汗，亦如傷寒例，但燥較寒為輕，故少與桂枝小和之也。

● **桂枝湯**（方見前）

（四）燥金司令，頭痛，身寒熱，胸脅痛，甚則疝瘕痛者，桂枝柴胡各半湯加吳萸楝子茴香木香湯主之。

● **桂枝柴胡各半湯加吳萸楝子茴香木香湯**
（治以苦溫佐以甘辛法）

桂枝　柴胡　吳萸　黃芩　人參　廣木香　生薑　白芍　大棗去核　川楝子　小茴香　半夏　炙甘草

（五）燥淫傳入中焦，脈短而澀，無表症，無下症，胸痛，腹脅脹痛，或嘔或泄，苦溫甘辛以和之。

燥雖傳入中焦，既無表裡證，不得誤汗、誤下，但以苦溫甘辛和之足矣。脈短而澀者，長為木，短為金，滑為潤，澀為燥也。

（六）陽明燥症，裡實而堅，未從熱化，下之以苦溫；已從熱化，下之以苦寒。

燥證陽明裡實而堅滿，經統言以苦下之，以苦泄之。今人用下法，多以苦寒。不知此證當別已化未化，用溫下寒下兩法，隨證施治，方為的確。

（七）燥氣延入下焦，搏於血分而成癥者，無論男婦，化癥回生丹主之。

大邪中表之燥證，感而激發者，誠如目南先生所云，與傷寒同法，學者衡其輕重可耳。

● 化癥回生丹方

人參六兩　安南桂二兩　兩頭尖二兩　麝香二兩　片子薑黃二兩　公丁香三兩　川椒炭二兩　虻蟲二兩　京三棱二兩　蒲黃炭一兩　藏紅花二兩　蘇木三兩　桃仁三兩　蘇子霜二兩　五靈脂二兩　降真香二兩　乾漆二兩　當歸尾四兩　沒藥二兩　白芍四兩　杏仁三兩　香附子二兩　吳萸二兩　元胡索二兩　水蛭二兩　阿魏二兩　小茴香炭三兩　川芎二兩　乳香二兩　良薑二兩　艾炭二兩　益母膏八兩　熟地黃四兩　鱉甲膠一斤　大黃八兩

共為細末，以高米醋一斤半，熬濃曬乾為末，再加醋熬，如是三次，曬乾，末之。

共為細末，以鱉甲、益母、大黃，三膠和勻，再加煉蜜為丸，重一錢五分，蠟皮封護，用時溫開水和，空心服，瘀甚之證，黃酒下。

——治癥結不散不痛。

——治癥發痛甚。

——治血痹。

——治婦女乾血癆證之屬實者。

——治瘧母左脅痛而寒熱者。

——治婦女經前作痛，古謂之痛經者。

——治婦女將欲行經而寒熱者。

——治婦女將欲行經，誤食生冷腹痛者。

——治婦女經閉。

——治婦女經來紫黑，甚至成塊者。

——治腰痛之因於跌撲死血者。

——治產後瘀血，少腹痛，拒按者。

——治跌仆昏暈欲絕者。

——治金瘡、棒瘡之有瘀滯者。

（八）燥氣久伏下焦，不與血搏，老年八脈空虛，不可以化癥回生丹者，復亨丹主之。

金性沉著，久而不散，自非通絡脈不可。既不與血搏成堅硬之塊，發時痛脹有形，痛止無形，自不得傷無過之營血，而用化癥矣。

● 復亨丹（苦溫甘辛法）

石硫黃十分　鹿茸八分酒炙　杞子六分　人參四分　茯苓八分　淡蓯蓉八分　安南桂四分　萆薢六分　全當歸六分酒浸　川椒炭三分　炙龜板四分　小茴香六分酒浸與當歸同炒黑

益母膏和為丸，小梧桐子大，每服二錢，日再服，冬日漸加至三錢，開水下。

● 霹靂散方

桂枝六兩　公丁香四兩　草果二兩　川椒五兩炒　小茴香四兩炒　薤白四兩　良薑三兩　吳茱萸四兩　五靈脂二兩　降香五兩　烏藥三兩　乾薑三兩　石菖蒲二兩　防己三兩　檳榔二兩　蓽澄茄五兩　附子三兩　細辛二兩　青木香四兩　薏仁五兩　雄黃五錢

主治中燥吐瀉腹痛，甚則四肢厥逆，轉筋，腿痛、肢麻，起臥不安，煩躁不寧，甚則六脈全無，陰毒發斑，疝瘕等證，並一切凝寒痼冷積聚。

上藥共為細末，開水和服。大人每服三錢，病重者五錢；小人減半。再病重者，連服數次，以痛上厥回，或瀉止筋不轉為度。

中焦篇

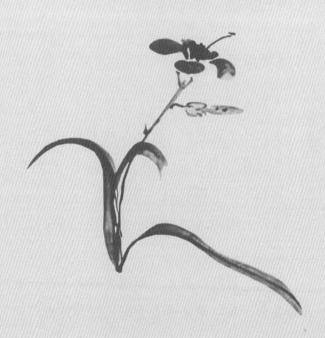

‖ 風溫　溫熱　溫疫　溫毒　冬溫 ‖

（一）面目俱赤，語聲重濁，呼吸俱粗，大便閉，小便澀，舌苔老黃，甚則黑有芒刺，但惡熱，不惡寒，日晡益甚者，傳至中焦，陽明溫病也。脈浮洪躁甚者，白虎湯主之；脈沉數有力，甚則脈體反小而實者，大承氣湯主之。暑溫、濕溫、溫瘧，不在此列。

● 白虎湯（方見上焦篇）

● 大承氣湯方

大黃六錢　芒硝三錢　厚朴三錢　枳實三錢

水八杯，先煮枳、朴，後納大黃、芒硝，煮取三杯，先服一杯，約二時許，得利，止後服；不知，再服一杯；再不知，再服。

（二）陽明溫病，脈浮而促者，減味竹葉石膏湯主之。

脈促，謂數而時止，如趨者遇急，忽一蹶然，其勢甚急，故以辛涼透表重劑，逐邪外出則癒。

●減味竹葉石膏湯方（辛涼合甘寒法）

竹葉五錢　石膏八錢　麥冬六錢　甘草三錢

水八杯，煮取三杯，一時服一杯，約三時令盡。

（三）陽明溫病，諸症悉有而微，脈不浮者，小承氣湯微和之。

以陽明溫病發端者，指首條所列陽明證而言也，後凡言陽明溫病者仿此。諸證悉有，以非下不可，微則未至十分亢害，但以小承氣通和胃氣則癒，無庸芒硝之軟堅也。

●小承氣湯方（苦辛通法）

大黃五錢　厚朴二錢　枳實一錢

水八杯，煮取三杯，先服一杯。得宿糞止後服，不知，再服。

（四）陽明溫病，汗多譫語，舌苔老黃而乾者，宜小承氣湯。

汗多，津液散而大便結，苔見乾黃，譫語因結糞而然，故宜承氣。

（五）陽明溫病，無汗，小便不利，譫語者，先與牛黃丸。不大便，再與調胃承氣湯。

（六）陽明溫病，面目俱赤，肢厥，甚則通體

皆厥，不瘈瘲，但神昏，不大便七八日以外，小便赤，脈沉伏，或並脈亦厥，胸腹滿堅，甚則拒按，喜涼飲者，大承氣湯主之。

此一條須細辨其的是火極似水，熱極而厥之證，方可用之。全在目赤、小便赤、腹滿堅、喜涼飲定之。

● **大承氣湯**（方法並見前）

（七）陽明溫病，純利稀水無糞者，謂之熱結旁流。調胃承氣湯主之。

● **調胃承氣湯**（熱淫於內，治以鹹寒，佐以甘苦法）

大黃三錢　芒硝五錢　生甘草二錢

（八）陽明溫病，實熱壅塞為噦者，下之。連聲噦者，中焦；聲斷續，時微時甚者，屬下焦。

（九）陽明溫病，下利譫語，陽明脈實或滑疾者，小承氣湯主之；脈不實者，牛黃丸主之，紫雪丹亦主之。

下利譫語，柯氏謂腸虛胃實，故取大黃之濡胃，無庸芒硝之潤腸。本論有脈實、脈滑疾、脈不實之辨，恐心包絡之譫語而誤以承氣下之也，仍主芳香開竅法。

● 牛黃丸、紫雪丸（方論並見上焦篇）

（十）溫病，三焦俱急，大熱大渴，舌燥，脈不浮而躁甚，舌色金黃，痰涎壅甚，不可單行承氣者，承氣合小陷胸湯主之。

● 承氣合小陷胸湯（苦辛寒法）

生大黃五錢　厚朴二錢　枳實二錢　半夏三錢
栝樓三錢　黃連二錢

水八杯，煮取三杯，先服一杯，不下，再服一杯。得快利，止後服，不便再服。

（十一）陽明溫病，無上焦症，數日不大便，當下之；若其人陰素虛，不可行承氣者，增液湯主之。服增液湯已，周十二時觀之，若大便不下者，合調胃承氣湯微和之。

● 增液湯方（鹹寒苦甘法）

元參一兩　麥冬八錢連心　細生地八錢

水八杯，煮取三杯，口乾則與飲，令盡。不便，再作服。

（十二）陽明溫病，下後汗出，當復其陰，益胃湯主之。

● 益胃湯方（甘涼法）

沙參三錢　麥冬五錢　冰糖一錢　細生地五錢
玉竹一錢五分炒香

水五杯，煮取二杯，分兩次服。渣再煮一杯服。

（十三）下後無汗脈浮者，銀翹湯主之；脈浮洪者，白虎湯主之；脈洪而芤者，白虎加人參湯主之。

● 銀翹湯方（辛涼合甘寒法）

銀花五錢　連翹三錢　竹葉二錢　生甘草一錢
麥冬四錢　細生地四錢

● 白虎湯、白虎加人參湯（方論並見前）

（十四）下後無汗，脈不浮而數，清燥湯主之。

● 清燥湯方（甘涼法）

麥冬五錢　知母二錢　人中黃一錢五分　細生地五錢　元參三錢

水八杯，煮取三杯，分三次服。

【加減法】

咳嗽膠痰，加沙參三錢，桑葉一錢五分，梨汁半酒杯，牡蠣三錢，牛蒡子三錢。

按吳又可咳嗽膠痰之證，而用蘇子、桔紅、當歸，病因於燥而用燥藥，非也，在濕溫門中不禁。

（十五）下後數日，熱不退，或退不盡，口燥咽乾，舌苔乾黑，或金黃色，脈沉而有力者，護胃承氣湯微和之；脈沉而弱者，增液湯主之。

● 護胃承氣湯（苦甘法）

生大黃三錢　元參三錢　細生地三錢　丹皮二錢　知母二錢　麥冬三錢連心

水五杯，煮取二杯，先服一杯。得結糞，止後服，不便，再服。

● 增液湯（方見前）

（十六）陽明溫病，下後二三日，下症復現，脈不甚沉，或沉而無力，止可與增液，不止可與承氣。

此恐犯數下之禁也。

（十七）陽明溫病，下之不通，其證有五：

應下失下，正虛不能運藥，不運藥者死，新加黃龍湯主之；喘促不寧，痰涎壅滯，右寸實大，肺氣不降者，宣白承氣湯主之；左尺牢堅，小便赤痛，時煩渴甚，導赤承氣湯主之；邪閉心包，神昏舌短，內竅不通，飲不解渴者，牛黃承氣湯主之；

津液不足，無水舟停者，間服增液，再不下者，增液承氣湯主之。

經謂下不通則死，蓋下而至於不通，其為危險可知，不忍因其危險難治，而遂棄之。

● **新加黃龍湯**（苦甘鹹法）

細生地五錢　生甘草二錢　人參一錢五分另煎生大黃三錢　芒硝一錢　元參五錢　麥冬五錢連心當歸一錢五分　海參二條洗　薑汁六匙

水八杯，煮取三杯。先用一杯，沖參汁五分，薑汁二匙，頓服之。如腹中有響聲，或轉矢氣者，為欲便也，候一二時不便，再如前法服一杯；候二十四刻不便，再服第三杯。如服一杯，即得便，止後服，酌服益胃湯一劑。餘參或可加入。

● **宣白承氣湯**（苦辛淡法）

生石膏五錢　生大黃三錢　杏仁粉二錢　栝樓皮一錢五分

水五杯，煮取二杯，先服一杯，不知，再服。

● **導赤承氣湯**（苦甘鹹法）

赤芍三錢　細生地五錢　生大黃三錢　黃連二

錢　黃柏二錢　芒硝一錢

水五杯，煮取二杯，先服一杯，不下，再服。

● 牛黃承氣湯

安宮牛黃丸二丸，化開，調生大黃末三錢，先服一半，不知再服。

● 增液承氣湯

增液湯內加大黃三錢，芒硝一錢五分。

水八杯，煮取三杯，先服一杯，不知，再服。

（十八）下後，虛煩不眠，心中懊憹，甚至反覆顛倒，梔子豉湯主之。若少氣者，加甘草；若嘔者，加薑汁。（梔子豉湯方，見上焦篇）

邪氣半至陽明，半猶在膈，下法能除陽明之邪，不能除膈間之邪，故證現懊憹虛煩，梔子豉湯，湧越其在上之邪也。少氣加甘草者，誤下固能傷陰，此則以誤下而傷胸中陽氣，甘能益氣，故加之。

● 梔子豉加甘草湯

梔子豉湯內加甘草二錢，煎法如前。

● 梔子豉加薑汁方

梔子豉湯內加薑汁五匙。

（十九）陽明溫病，乾嘔口苦而渴，尚未可下者，黃連黃芩湯主之；不渴而舌滑者，屬濕溫。

溫熱，燥病也，其嘔由於邪熱夾穢，擾亂中宮而然，故以黃連、黃芩徹其熱，以芳香蒸變化其濁也。

● 黃連黃芩湯方（苦寒微辛法）

黃連二錢　黃芩二錢　鬱金一錢五分　香豆豉二錢

水五杯，煮取二杯，分二次服。

（二十）陽明溫病，舌黃燥，肉色絳，不渴者，邪在血分，清營湯主之；若滑者不可與也，當於濕溫中求之。

溫病傳裡，理當渴甚，今反不渴者，以邪氣深入血分，格陰於外，上潮於口，故反不渴也。

● 清營湯（方見上焦篇）

（二十一）陽明斑者，化斑湯主之。（方義並見上焦篇）

（二十二）陽明溫病，下後疹續出者，銀翹散

去豆豉加細生地、大青葉、元參、丹皮湯主之（方義並見上焦篇）。

（二十三）斑疹，用升提則衄，或厥，或咳嗆，或昏痙，用壅補則瞀亂。

（二十四）斑疹，陽明證悉具，外出不快，內壅特甚者，調胃承氣湯微和之；得通則已，不可令大泄，大泄則內陷。

此斑疹下法，微有不同也。斑疹雖宜宣泄，但不可太過，令其內陷。斑疹雖忌升提，亦畏內陷。方用調胃承氣者，避枳、朴之溫燥，取芒硝之入陰，甘草敗毒緩中也。

● **調胃承氣湯**（方見前）

（二十五）陽明溫毒發痘者，如斑疹法，隨其所在而攻之。

（二十六）陽明溫毒，楊梅瘡者，以上法隨其所偏而調之，重加敗毒，兼與利濕。

（二十七）陽明溫病，不甚渴，腹不滿，無汗，小便不利，心中懊憹者，必發黃。黃者，梔子柏皮湯主之。

受邪太重，邪熱與胃陽相搏，不得發越，無汗不能自通，熱必發黃矣。

● 栀子柏皮湯方

栀子五錢　生甘草三錢　黃柏五錢

水五杯，煮取二杯，分二次服。

（二十八）陽明溫病，無汗，或但頭汗出，身無汗，渴欲飲水，腹滿，舌燥黃，小便不利者；必發黃，茵陳蒿湯主之。

● 茵陳蒿湯

茵陳蒿六錢　栀子三錢　生大黃三錢

水八杯，先煮茵陳減水之半，再入二味，煮成三杯，分三次服，以小便利為度。

（二十九）陽明溫病，無汗，實證未劇，不可下；小便不利者，甘苦合化，冬地三黃湯主之。

大凡小便不通，有責之膀胱不開者，有責之上游結熱者，有責之肺氣不化者。

● 冬地三黃湯（甘苦合化陰氣法）

麥冬八錢　黃連一錢　元參四錢　細生地四錢黃柏一錢　黃芩一錢　葦根汁半酒杯沖　銀花露半酒杯沖　生甘草三錢

水八杯，煮取三杯，分三次服，以小便得利為

度。

（三十）溫病，小便不利者，淡滲不可與也，忌五苓、八正輩。

（三十一）溫病燥熱，欲解燥者，先滋其乾，不可純用苦寒也。服之反燥甚。

（三十二）陽明溫病，下後熱退，不可即食，食者必復。周十二時後，緩緩與食，先取清者，勿令飽，飽則必復，復必重也。

此下後暴食之禁也。下後雖然熱退，餘焰尚存，蓋無形質之邪，每惜有形質者以為依附，必須堅壁清野，勿令即食。

（三十三）陽明溫病，下後脈靜，身不熱，舌上津回，十數日不大便，可與益胃增液輩，斷不可再與承氣也。下後舌苔未盡退，口微渴，面微赤，脈微數，身微熱，日淺者亦與增液輩；日深舌微乾者，屬下焦復脈法也，勿輕與承氣。輕與者，肺燥而咳，脾滑而泄，熱反不除，渴反甚也，百日死。

（三十四）陽明溫病，渴甚者，雪梨漿沃之。（方法見前）

（三十五）陽明溫病，下後微熱，舌苔不退者，薄荷末拭之。

以新布蘸新汲涼水，再蘸薄荷細末，頻擦舌上。

（三十六）陽明溫病，斑疹、溫痘、溫瘡、溫毒、發黃，神昏譫語者，安宮牛黃丸主之（方見上焦篇）。

心居膈上，胃居膈下，雖有膜膈，其濁氣太甚，則亦可上干包絡，且病自上焦而來，故必以芳香逐穢開竅為要也。

（三十七）風溫、溫熱、溫疫、溫毒、冬溫之在中焦，陽明病居多；濕溫之在中焦，太陰病居多；暑溫則各半也。

‖ 暑溫　伏暑 ‖

（三十八）脈洪滑，面赤身熱，頭暈，不惡寒，但惡熱，舌上黃，滑苔，渴欲涼飲，飲不解渴，得水則嘔，按之胸下痛，小便短，大便閉者。陽明暑溫，水結在胸也。小陷胸湯加枳實主之。

● 小陷胸加枳實湯方（苦辛寒法）

黃連二錢　栝樓三錢　枳實二錢　半夏五錢
急流水五杯，煮取二杯，分二次服。

（三十九）陽明暑溫，脈滑數，不食，不饑，不便，濁痰凝聚，心下痞者，半夏瀉心湯去人參、

乾薑、大棗、甘草，加枳實、杏仁主之。

● 半夏瀉心湯去乾薑甘草加枳實杏仁方〔苦辛寒法〕

半夏一兩　黃連二錢　黃芩三錢　枳實二錢
杏仁三錢

水八杯，煮取三杯，分二次服。虛者復納人參二錢，大棗三枚。

（四十）陽明暑溫，濕氣已化，熱結獨存，口燥咽乾，渴欲飲水，面目俱赤，舌燥黃，脈沉實者，小承氣湯各等份之云。（方義並見前。此處不必以大黃為君，三物　各等份可也）

暑兼濕熱，其有體瘦質燥之人，感受熱重濕輕之證，濕先從熱化盡，只餘熱結中焦，具諸下證，方可下之。

（四十一）暑溫蔓延三焦，舌滑微黃邪在氣分者，三石湯主之；邪氣久留，舌絳苔少，熱搏血分者，加味清宮湯主之；神識不清，熱閉內竅者，先與紫雪丹，再與清宮湯。

蔓延三焦，則邪不在一經一臟矣，故以急清三焦為主。雖云三焦，以手太陰一經為要領。

●三石湯方

飛滑石三錢　生石膏五錢　寒水石三錢　杏仁
三錢　竹茹二錢炒　白通草二錢　銀花三錢花露更
妙　金汁一酒杯沖

水五杯，煮成二杯，分二次溫服。

●加味清宮湯方

即於前清宮湯內，加知母三錢，銀花二錢，竹
瀝五茶匙，沖入。

（四十二）暑溫伏暑，三焦均受，舌灰白，胸
痞悶，潮熱嘔惡，煩渴自利，汗出溺短者，杏仁滑
石湯主之。

●杏仁滑石湯（苦辛寒法）

杏仁三錢　滑石三錢　黃芩二錢　橘紅一錢半
黃連一錢　鬱金二錢　通草一錢　厚朴二錢　半夏
三錢

水八杯，煮取三杯，分三次服。

‖ 寒　濕 ‖

（四十三）濕之入中焦，有寒濕，有熱濕，有

自表傳來，有水穀內蘊，有內外相合。其中傷也，有傷脾陽，有傷脾陰，有傷胃陽，有傷胃陰，有兩傷脾胃。傷脾胃之陽者，十常八九；傷脾胃之陰者，十居一二。彼此混淆，治不中款，遺患無窮，臨證細推，不可泛論。

此統言中焦濕證之總綱也。

（四十四）足太陰寒濕，痞結，胸滿，不饑，不食，半苓湯主之。

此書以溫病名，並列寒濕者，以濕溫緊與寒濕相對，言寒濕而濕更易明晰。

● 半苓湯方（苦辛淡滲法）

半夏五錢　茯苓塊五錢　川連一錢　厚朴三錢
通草八錢，煎湯，煮前藥

水十二杯，煮通草成八杯，再入餘藥煮成三杯，分三次服。

（四十五）足太陰寒濕，腹脹，小便不利，大便溏而不爽，若欲滯下者，四苓加厚朴秦皮湯主之，五苓散亦主之。

經謂太陰所至，發為䐜脹，又謂厥陰氣至為䐜脹，蓋木剋土也。太陰之氣不運，以致膀胱之氣不化，故小便不利。

● 四苓加厚朴秦皮湯方（苦溫淡法）

茅朮三錢　厚朴三錢　茯苓塊五錢　豬苓四錢
秦皮二錢　澤瀉四錢

水八杯，煮成八分三杯。分三次服。

● 五苓散（甘溫淡法）

豬苓一兩　赤朮一兩　茯苓一兩　澤瀉一兩六
錢　桂枝五錢

共為細末，百沸湯和服三錢，日三服。

（四十六）足太陰寒濕，四肢乍冷，自利，目
黃，舌白滑，甚則灰，神倦不語，邪阻脾竅，舌蹇
語重，四苓加木瓜草果厚朴湯主之。

● 四苓加木瓜厚朴草果湯方（苦熱兼酸淡法）

生于白朮三錢　豬苓一錢五分　澤瀉一錢五分
赤苓塊五錢　木瓜一錢　厚朴一錢　草果八分　半
夏三錢

水八杯，煮取八分三杯，分三次服。陽素虛
者，加附子二錢。

（四十七）足太陰寒濕，舌灰滑，中焦滯痞，
草果茵陳湯主之。面目俱黃，四肢常厥者，茵陳四

逆湯主之。

　濕滯痞結，非溫通而兼開竅不可，故以草果為君。茵陳生發陽氣之機最速，故以之為佐。

●草果茵陳湯方（苦辛溫法）

　草果一錢　茵陳三錢　茯苓皮三錢　厚朴二錢廣皮一錢五分　豬苓二錢　大腹皮二錢　澤瀉一錢五分
　水五杯，煮取二杯，分二次服。

●茵陳四逆湯方（苦辛甘熱復微寒法）

　附子三錢，炮　乾薑五錢　炙甘草二錢　茵陳六錢
　水五杯，煮取二杯，溫服一杯。厥回，止後服；仍厥，再服盡劑，厥不同，再作服。

　（四十八）足太陰寒濕，舌白滑，甚則灰，脈遲，不食，不寐，大便窒塞，濁陰凝聚，陽傷腹痛，痛甚則肢逆，椒附白通湯主之。

　此足太陰寒濕，兼足少陰、厥陰證也。白滑灰滑，皆寒濕苔也。脈遲者，陽為寒濕所困，來去俱遲也。不食，胃陽痹也。不寐，中焦濕聚，阻遏陽氣不得下交於陰也。

● 椒附白通湯方

生附子三錢炒黑　川椒二錢炒黑　淡乾薑二錢
蔥白三莖　豬膽汁半燒酒杯去渣後調入

水五杯，煮成二杯，分二次涼服。

（四十九）陽明寒濕，舌白腐，肛墜痛，便不
爽，不喜食，附子理中湯去甘草加廣皮厚朴湯主之。

● 附子理中湯去甘草加厚朴廣皮湯方（辛甘兼
苦法）

生茅朮三錢　人參一錢六分　炮乾薑一錢五分
厚朴二錢　廣皮一錢五分　生附子一錢五分炮黑

水五杯，煮取八分二杯，分二次服。

（五十）寒濕傷脾胃兩陽，寒熱，不饑，吞酸，
形寒，或脘中痞悶，或酒客濕聚，苓薑朮桂湯主之。

此兼運脾胃，宣通陽氣之輕劑也。

● 苓薑朮桂湯方（苦辛溫法）

茯苓塊五錢　生薑三錢　炒白朮三錢　桂枝三錢
水五杯，煮取八分二杯，分溫再服。

（五十一）濕傷脾胃兩陽，既吐且利，寒熱身
痛，或不寒熱，但腹中痛，名曰霍亂。寒多不欲飲

水者，理中湯主之；熱多欲飲水者，五苓散主之。
吐利汗出，發熱惡寒，四肢拘急，手足厥冷，四逆
湯主之；吐利止而身痛不休者，宜桂枝湯小和之。

●理中湯方（甘熱微苦法）

人參　甘草　白朮　乾薑各三兩（此方分量以
及方後加減法，悉照《金匱》原文，用者臨時斟酌）

水八杯，煮取三杯，溫服一杯，日三服。

【加減法】

若臍上築者，腎氣動也，去朮加桂四兩。吐多
者去朮，加生薑三兩。下多者還用朮。悸者加茯苓
二兩。渴欲飲水者加朮，足前成四兩半。腹中痛者
加人參，足前成四兩半。寒者加乾薑，足前成四兩
半。腹滿者去朮，加附子一枚。服湯後，如食頃，
飲熱粥一升許，微自汗，勿發揭衣被。

●五苓散方（方見前）

【加減法】

腹滿者，加厚朴、廣皮各一兩。渴甚面赤，脈大
緊而急，搧扇不知涼，飲冰不知冷，腹痛甚，時時躁
煩者，格陽也，加乾薑一兩五錢（此條非仲景原文，
余治驗也）。百沸湯和，每服五錢，日三服。

中焦篇

095

● 四逆湯方（辛甘熱法）

炙甘草二兩　乾薑一兩半　生附子一枚，去皮
加人參一兩（分量宜臨時斟酌）

水五茶碗，煮取二碗，分二次服。

（五十二）霍亂兼轉筋者，五苓散加防己桂枝
薏仁主之；寒甚脈緊者，再加附子。

肝藏血，主筋，筋為寒濕摶急而轉，故於五苓
和霍亂之中，加桂枝溫筋，防己急驅下焦血分之寒
濕，薏仁主濕痹腳氣，扶土抑木，治筋急拘攣。

● 五苓散加防己桂枝薏仁方

即於前五苓散內加防己一兩、桂枝一兩半（足
前成二兩）、薏仁二兩。寒甚者加附子大者一枚。
杵為細末，每服五錢，百沸湯和，日三，劇者日三
夜一，得臥，則勿再令服。

（五十三）卒中寒濕，內挾穢濁，眩冒欲絕，
腹中絞痛，脈沉緊而遲，甚則伏，欲吐不得吐，欲
利不得利，甚則轉筋，四肢欲厥，俗名「發痧」，
又名「乾霍亂」。轉筋者，俗名「轉筋火」，古
方書不載。蜀椒救中湯主之，九痛丸亦可服。語亂
者，先服至寶丹，再與湯藥。

● 蜀椒救中湯方（苦辛通法）

蜀椒三錢炒出汗　淡乾薑四錢　厚朴三錢　檳榔二錢　廣皮二錢

水五杯，煮取二杯，分二次服。兼轉筋者，加桂枝三錢、防己五錢、薏仁三錢。厥者加附子二錢。

●九痛丸方（治九種心痛。苦辛甘熱法）

附子三兩　生狼牙一兩　人參一兩　乾薑一兩吳萸一兩　巴豆一兩去皮心，熬，碾如膏

蜜丸，梧子大，酒下。強人初服三丸，日三服，弱者二丸。兼治卒中惡，腹脹痛，口不能言；又治連年積冷，流注心胸痛，並冷衝上氣，落馬墜車血病等證，皆主之。忌口如常法。

‖ 濕溫　附：瘧、痢、疸、痺 ‖

（五十四）濕熱，上焦未清，裡虛內陷，神識如蒙，舌滑，脈緩，人參瀉心湯加白芍主之。

● 人參瀉心湯方（苦辛寒兼甘法）

人參二錢　乾薑二錢　黃連一錢五分　黃芩一

錢五分　枳實一錢　生白芍二錢

水五杯，煮取二杯，分二次服，渣再煮一杯服。

（五十五）濕熱受自口鼻，由募原直走中道，不饑不食，機竅不靈，三香湯主之。

● **三香湯方**（微苦微辛微寒兼芳香法）

栝樓皮三錢　桔梗三錢　黑山梔二錢　枳殼二錢　鬱金二錢　香豉二錢　降香末三錢

水五杯，煮取二杯，分二次溫服。

（五十六）吸受穢濕，三焦分佈，熱蒸頭脹，身痛嘔逆，小便不通，神識昏迷，舌白，渴不多飲。先宜芳香通神利竅——安宮牛黃丸（方法見前）；繼用淡滲分消濁濕——茯苓皮湯。

按此證表裡絡絡臟腑三焦，俱為濕熱所困，最畏內閉外脫，故急以牛黃丸宣竅清熱而護神明；但牛黃丸不能利濕分消，故繼以茯苓皮湯。

● **茯苓皮湯**（淡滲兼微辛微涼法）

茯苓皮五錢　生薏仁五錢　豬苓三錢　大腹皮三錢　白通草三錢　淡竹葉二錢

水八杯，煮取三杯，分三次服。

（五十七）陽明濕溫，氣壅為噦者，新製橘皮

竹茹湯主之。

● 新製橘皮竹茹湯（苦辛通降法）

橘皮三錢　竹茹三錢　柿蒂七枚　薑汁三茶匙沖

水五杯，煮取二杯，分二次溫服；不知，再作服。有痰火者加竹瀝、栝樓霜；有瘀血者加桃仁。

（五十八）三焦濕鬱，升降失司，脘連腹脹，大便不爽，一加減正氣散主之。

再按此條與上第五十六條同為三焦受邪，彼以分消開竅為急務，此以升降中焦為定法，各因見證之下同也。

● 一加減正氣散方

藿香梗二錢　厚朴二錢　杏仁二錢　茯苓皮二錢　廣皮一錢　神麴一錢半　麥芽一錢半　綿茵陳二錢　大腹皮一錢

水五杯，煮二杯，再服。

（五十九）濕鬱三焦，脘悶，便溏，身痛，舌白，脈象模糊，二加減正氣散主之。

上條中焦病重，故以升降中焦為要。此條脘悶便溏，中焦證也，身痛舌白，脈象模糊，則經絡證矣，故加防己急走經絡中濕鬱；以便溏不比大便不爽，故

加通草、薏仁，利小便所以實大便也；大豆黃卷從濕熱蒸變而成，能化蘊釀之濕熱，而蒸變脾胃之氣也。

● 二加減正氣散（苦辛淡法）

藿香梗三錢　廣皮二錢　厚朴二錢　茯苓皮三錢　木防己三錢　大豆黃卷二錢　川通草一錢五分　薏苡仁三錢　水八杯，煮三杯，三次服。

（六十）穢濕著裡，舌黃脘悶，氣機不宣，久則釀熱，三加減正氣散主之。

● 三加減正氣散方（苦辛寒法）

藿香三錢連梗葉　茯苓皮三錢　厚朴二錢　廣皮一錢五分　杏仁三錢　滑石五錢

水五杯，煮取二杯，再服。

（六十一）穢濕著裡，邪阻氣分，舌白滑，脈右緩，四加減正氣散主之。

以右脈見緩之故，知氣分之濕阻，故加草果、楂肉、神麴，急運坤陽。使足太陰之地氣不上蒸手太陰之天氣也。

● 四加減正氣散方（苦辛溫法）

藿香梗三錢　厚朴二錢　茯苓三錢　廣皮一錢

五分　草果一錢　神麴二錢　楂肉五錢炒

水五杯，煮取二杯，渣再煮一杯，三次服。

（六十二）穢濕著裡，脘悶便泄，五加減正氣散主之。

穢濕而致脘悶，故用正氣散之香開；便泄而知脾胃俱傷，故加大腹運脾氣，穀芽升胃氣也。以上二條，應入前寒濕類中，以同為加減正氣散法，欲觀者知化裁古方之妙，故列於此。

●五加減正氣散方（苦辛溫法）

藿香梗二錢　廣皮一錢五分　茯苓塊三錢　厚朴二錢　大腹皮一錢五分　穀芽一錢　蒼朮二錢

水五杯，煮取二杯，日再服。

（六十三）脈緩身痛，舌淡黃而滑，渴不多飲，或竟不渴，汗出熱解，繼而復熱。內不能運水穀之濕，外復感時令之濕，發表攻裡，兩不可施。誤認傷寒，必轉壞證。徒清熱則濕不退，徒祛濕則熱愈熾。黃芩滑石湯主之。

脈緩身痛，有似中風，但不浮，舌滑不渴飲，則非中風矣。若係中風，汗出則身痛解而熱不作矣；今繼而復熱者，乃濕熱相蒸之汗，濕屬陰邪，其氣留連，不能因汗而退，故繼而復熱。

●黃芩滑石湯方（苦辛寒法）

黃芩三錢　滑石三錢　茯苓皮三錢　大腹皮二錢　白蔲仁一錢　通草一錢　豬苓三錢

水六杯，煮取二杯，渣再煮一杯，分溫三服。

（六十四）陽明濕溫，嘔而不渴者，小半夏加茯苓湯主之；嘔甚而痞者，半夏瀉心湯去人參乾薑大棗甘草加枳實生薑主之。

●小半夏加茯苓湯方

半夏六錢　茯苓六錢　生薑四錢

水五杯，煮取二杯，分二次服。

●半夏瀉心湯去人參乾薑甘草大棗加枳實生薑方

半夏六錢　黃連二錢　黃芩三錢　枳實三錢生薑三錢

水八杯，煮取三杯，分三次服。虛者復納人參、大棗。

（六十五）濕聚熱蒸，蘊於經絡，寒戰熱熾，骨骱煩疼，舌色灰滯，面目痿黃，病名濕痹，宣痹湯主之。

經謂：風寒濕三者合而為痹。

● 宣痺湯方（苦辛通法）

防己五錢　杏仁五錢　滑石五錢　連翹三錢
山梔三錢　薏苡仁五錢　半夏三錢醋炒　晚蠶砂三錢
赤小豆皮三錢（赤小豆乃五穀中之赤小豆，味酸肉
赤，涼水浸取皮用。非藥肆中之赤小豆，藥肆中之
赤豆乃廣中野豆，赤皮蒂黑肉黃，不入藥者也。）

水八杯，煮取三杯，分溫三服。痛甚加片子薑
黃二錢，海桐皮三錢。

（六十六）濕鬱經脈，身熱身痛，汗多自利，
胸腹白疹，內外合邪，純辛走表，純苦清熱，皆在
所忌；辛涼淡法，薏苡竹葉散主之。

上條但痺在經脈，此則臟腑亦有邪矣，故又立
一法。

● 薏苡竹葉散方（辛涼淡法，亦輕以去實法）

薏苡仁五錢　竹葉三錢　飛滑石五錢　白蔲仁
一錢五分　連翹三錢　茯苓塊五錢　白通草一錢五分

共為細末，每服五錢，日三服。

（六十七）風、暑、寒、濕，雜感混淆，氣不
主宣，咳嗽頭脹，不饑舌白，肢體若廢，杏仁薏苡
湯主之。

雜感混淆，病非一端，乃以氣不主宣四字為扼要。故以宣氣之藥為君。既兼雨濕中寒邪，自當變辛涼為辛溫。此條應入寒濕類中，列於此者，以其為上條之對待也。

● 杏仁薏苡湯方（苦辛溫法）

杏仁三錢　薏苡三錢　桂枝五分　生薑七分　厚朴一錢　半夏一錢五分　防己一錢五分　白蒺藜二錢

水五杯，煮取三杯，渣再煮一杯，分溫三服。

（六十八）暑濕痹者，加減木防己湯主之。

● 加減木防己湯（辛溫辛涼復法）

防己六錢　桂枝三錢　石膏六錢　杏仁四錢滑石四錢　白通草二錢　薏仁三錢

水八杯，煮取三杯，分溫三服。見小效不即退者，加重服，日三夜一。

（六十九）濕熱不解，久釀成疸，古有成法，不及備載，聊列數則，以備規矩（下癉痢等症仿此）。

（七十）夏秋疸病，濕熱氣蒸，外乾時令，內蘊水穀，必以宣通氣分為要。失治則為腫脹。由黃疸而腫脹者，苦辛淡法，二金湯主之。

此揭疸病之由，與治疸之法，失治之變，又因

變制方之法也。

●二金湯方

雞內金五錢　海金砂五錢　厚朴三錢　大腹皮三錢　豬苓三錢　白通草二錢

水八杯，煮取三杯，分三次溫服。

（七十一）諸黃疸，小便短者，茵陳五苓散主之。

沈氏目南云：此黃疸氣分實證，通治之方也。胃為水穀之海，營衛之源，風入胃家氣分，風濕相蒸，是為陽黃；濕熱流於膀胱，氣鬱不必，則小便不利，常用五苓散宣通表裡之邪，茵陳開鬱而清濕熱。

●茵陳五苓散

茵陳十分　五苓散五分

共為細末，和勻，每服三錢，日三服（五苓散係苦辛溫法，今茵陳倍五苓，乃苦辛微寒法）。

（七十二）黃疸脈沉，中痞噁心，便結溺赤，病屬三焦裡症，杏仁石膏湯主之。

前條兩解表裡，此條統治三焦，有一縱一橫之義。杏仁、石膏開上焦，薑半開中焦，枳實則由中驅下矣，山梔通行三焦，黃柏直清下焦。

● 杏仁石膏湯方（苦辛寒法）

杏仁五錢　石膏八錢　半夏五錢　山梔三錢
黃柏三錢　枳實汁每次二茶匙沖　薑汁每次三茶匙沖
　水八杯，煮取三杯，分三次溫服。
　（七十三）素積勞倦，再感濕溫，誤用發表，
身面俱黃，不饑，溺赤，連翹赤豆飲煎送保和丸。

● 連翹赤豆飲方（苦辛微寒法）

連翹二錢　山梔一錢　通草一錢　赤豆二錢
花粉一錢　香豆豉一錢
　煎送保和丸三錢。

● 保和丸方（苦辛溫平法）

山楂　神麯　茯苓　陳皮　蔔子　連翹　半夏
　（七十四）濕甚為熱，瘧邪痞結心下，舌白口
渴，煩躁自利。初身痛，繼則心下亦痛，瀉心湯主
之（方法見前）。
　此瘧邪結心下氣分之方也。
　（七十五）瘧家濕瘧，忌用發散。蒼朮白虎湯
加草果主之。
　《金匱》謂瘧家忌汗，發汗則病痙。蓋以瘧者

血脈間病，心主血脈，血脈必虛而熱，然後成瘡；既成瘡以後，瘡膿又係血液所化，汗為心液，由血脈而達毛竅，再發汗以傷其心液，不痙何待！

●蒼朮白虎湯加草果方（辛涼復苦辛法）

即白虎湯內加蒼朮、草果。

（七十六）背寒，胸中痞結，瘧來日晏，邪漸入陰，草果知母湯主之。

此素積煩勞，未病先虛，故伏邪不肯解散，正陽餒弱，邪熱固結。

●草果知母湯方（苦辛寒兼酸法）

草果一錢五分　知母二錢　半夏三錢　厚朴二錢　黃芩一錢五分　花粉一錢五分　烏梅一錢五分薑汁五匙

沖水五杯，煮取二杯，分二次溫服。

按此方即吳又可之達原飲去檳榔，加半夏、烏梅、薑汁。治中焦熱結陽陷之證，最為合拍；吳氏乃以治不兼濕邪之瘟疫初起，其謬甚矣。

（七十七）瘧傷胃陽，氣逆不降；熱劫胃液，不饑不飽，不食不便，渴不欲飲，味變酸濁；加減人參瀉心湯主之。

中焦篇

107

● 加減人參瀉心湯（苦辛溫復鹹寒法）

人參二錢　黃連一錢五分　枳實一錢　乾薑一錢五分　生薑二錢　牡蠣二錢

水五杯，煮取二杯，分二次溫服。

（七十八）瘧傷胃陰，不饑不飽，不便，潮熱，得食則煩熱愈加，津液不復者，麥冬麻仁湯主之。

暑濕傷氣，瘧邪傷陰，故見證如是。此條與上條不肌不飽不便相同。上條以氣逆味酸不食辨陽傷，此條以潮熱得食則煩熱愈加定陰陽也。

● 麥冬麻仁湯方（酸甘化陰法）

麥冬五錢連心　火麻仁四錢　生白芍四錢　何首烏三錢　烏梅肉二錢　知母二錢

水八杯，煮取三杯，分三次溫服。

（七十九）太陰脾瘧，寒起四末，不渴多嘔，熱聚心胸，黃連白芍湯主之。煩躁甚者，可另服牛黃丸一丸。

● 黃連白芍湯方（苦辛寒法）

黃連二錢　黃芩二錢　半夏三錢　枳實一錢五

分　白芍三錢　薑汁五匙沖

水八杯，煮取三杯，分三次溫服。

（八十）太陰脾瘧，脈濡寒熱，瘧來日遲，腹微滿，四肢不暖，露薑飲主之。

此偏於太陰虛寒，故以甘溫補正。其退邪之妙，全在用露，清肅能清邪熱，甘潤不傷正陰，又得氣化之妙諦。

●露薑飲方（甘溫復甘涼法）

人參一錢　生薑一錢
水兩杯，煮成一杯。露一宿，湯燉服。

（八十一）太陰脾瘧，脈弦而緩，寒戰，甚則嘔吐噫氣，腹鳴溏泄。苦辛寒法，不中與也；苦辛溫法，加味露薑飲主之。

正條純是太陰虛寒，此條邪氣更甚，脈兼弦則土中有木矣，故加溫燥泄木退邪。

●加味露薑飲方（苦辛溫法）

人參一錢　半夏二錢　草果一錢　生薑二錢
廣皮一錢　青皮一錢醋炒
水二杯半，煮成一杯，滴荷葉露三匙，溫服，渣再煮一杯服。

（八十二）中焦瘧，寒熱久不止，氣虛留邪，補中益氣湯主之。

留邪以氣虛之故，自以升陽益氣立法。

● 補中益氣湯方

炙黃耆一錢五分　人參一錢　炙甘草一錢　白朮一錢炒　廣皮五分　當歸五分　升麻三分炙　柴胡三分炙　生薑三片　大棗二枚去核

水五杯，煮取二杯，渣再煮一杯，分溫三服。

（八十三）脈左弦，暮熱早涼，汗解渴飲，少陽瘧偏於熱重者，青蒿鱉甲湯主之。

少陽切近三陰，立法以一面領邪外出，一面防邪內入為要領。小柴胡清表熱，以黃芩、甘草苦甘清裡熱。

● 青蒿鱉甲湯方（苦辛鹹寒法）

青蒿三錢　知母二錢　桑葉二錢　鱉甲五錢丹皮二錢　花粉二錢

水五杯，煮取二杯。瘧來前，分二次溫服。

（八十四）少陽瘧如傷寒證者，小柴胡湯主之。渴甚者去半夏，加栝蔞根；脈弦遲者，小柴胡加乾薑陳皮湯主之。

● 小柴胡湯方（苦辛甘溫法）

柴胡三錢　黃芩一錢五分　半夏二錢　人參一錢　炙甘草一錢五分　生薑三片　大棗二枚去核

水五杯，煮取二杯，分二次溫服。加減如《傷寒論》中法。渴甚者去半夏，加栝樓根三錢。

● 小柴胡加乾薑陳皮湯方（苦辛溫法）

即於小柴胡湯內加乾薑二錢　陳皮二錢

水八杯，煮取三杯，分三次溫服。

（八十五）舌白脘悶，寒起四末，渴喜熱飲，濕蘊之故，名曰濕瘧。厚朴草果湯主之。

此熱少濕多之證。舌白脘悶，皆溫為之也；寒起四末，濕鬱脾陽，脾主四肢，故寒起於此；渴，熱也，當喜涼飲，而反喜熱飲者，濕為陰邪，瀰漫於中，喜熱以開之也。故方法以苦辛通降，純用溫開，而不必苦寒也。

● 厚朴草果湯方（苦辛溫法）

厚朴一錢五分　杏仁一錢五分　草果一錢　半夏二錢　茯苓塊三錢　廣皮一錢

水五杯，煮取二杯，分二次溫服。

（八十六）濕溫內蘊，夾雜飲食停滯，氣不得運，血不得行，遂成滯下，俗名痢疾，古稱重證，以其深入臟腑也。初起腹痛脹者易治，日久不痛並不脹者難治；脈小弱者易治，脈實大數者難治；老年久衰，實大、小弱並難治，脈調和者易治；日數十行者易治，一二行或有或無者難治；面色、便色鮮明者易治，穢暗者難治；噤口痢屬實者尚可治，屬虛者難治；先滯後利者易治，先利後滯者難治；先滯後瘧者易治，先瘧後滯者難治；本年新受者易治，上年伏暑、酒客積熱、老年陽虛積濕者難治；季脅、少腹無動氣疝瘕者易治，有者難治。

（八十七）自利不爽，欲作滯下，腹中拘急，小便短者，四苓合芩芍湯主之。

● **四苓合芩芍湯方**（苦辛寒法）

蒼朮二錢　豬苓二錢　茯苓二錢　澤瀉二錢
白芍二錢　黃芩二錢　廣皮一錢五分　厚朴二錢
木香一錢

水五杯，煮取二杯，分二次溫服。久痢不用之。

（八十八）暑濕風寒雜感，寒熱迭作，表證正盛，裡證復急，腹不和而滯下者，活人敗毒散主之。

●活人敗毒散（辛甘溫法）

羌活　獨活　茯苓　川芎　枳殼　柴胡　人參
前胡　桔梗以上各一兩　甘草五錢

共為細末，每服二錢，水一杯，生薑三片，煎至七分，頓服之。熱毒衝胃噤口者，本方加陳倉米各等分，名倉廩散，服法如前加一倍。噤口屬虛者勿用之。

（八十九）滯下已成，腹脹痛，加減芩芍湯主之。

此滯下初成之實證，一以疏利腸間濕熱為主。

●加減芩芍湯方（苦辛寒法）

白芍三錢　黃芩二錢　黃連一錢五分　厚朴二
錢　木香一錢煨　廣皮二錢

水八杯，煮取三杯，分三次溫服。忌油膩生冷。

【加減法】

肛墜者，加檳榔二錢。腹痛甚欲便，便後痛減，再痛再便者，白滯加附子一錢五分、酒炒大黃三錢；紅滯加肉桂一錢五分、酒炒大黃三錢。通爽後即止，不可頻下，如積未淨，當減其制。紅積加歸尾一錢五分、紅花一錢、桃仁二錢。舌濁脈實有

食積者，加楂肉一錢五分、神麴二錢、枳殼一錢五分。濕重者，目黃舌白不渴，加茵陳三錢、白通草一錢、滑石二錢。

（九十）滯下濕熱內蘊，中焦痞結，神識昏亂，瀉心湯主之。

滯下由於濕熱內蘊，以致中痞，但以瀉心治痞結之所由來，而滯自止矣。

（九十一）滯下紅白，舌色灰黃，渴不多飲，小溲不利，滑石藿香湯主之。

此暑濕內伏，三焦氣機阻窒，故不肯見積治積，乃以辛淡滲濕宣氣，芳香利竅，治所以致積之因，庶積滯不期癒而自癒矣。

● **滑石藿香湯方**（辛淡合芳香法）

飛滑石三錢　白通草一錢　豬苓二錢　茯苓皮三錢　藿香梗二錢　厚朴二錢　白蔻仁一錢　廣皮一錢

水五杯，煮取二杯，分二次服。

（九十二）濕溫下利，脫肛，五苓散加寒水石主之。

此急開支河，俾濕去而利自止。

●五苓散加寒水石方（辛溫淡復寒法）

即於五苓散內加寒水石三錢，如服五苓散法。久痢不再用之。

（九十三）久痢陽明不闔，人參石脂湯主之。

九竅不和，皆屬胃病，久痢胃虛，虛則寒，胃氣下溜，故以堵截陽明為法。

●人參石脂湯方（辛甘溫合澀法）

人參三錢　赤石脂三錢細末　炮薑二錢　白粳米一合炒（本方即桃花湯之變法）

水五杯，先煮人參、白米、炮薑、令濃，得二杯，後調石脂細末和勻，分二次服。

（九十四）自利腹滿，小便清長，脈濡而小，病在太陰。法當溫臟，勿事通腑，加減附子理中湯主之。

此偏於濕，合臟陰無熱證，故以附子理中湯，去甘守之人參、甘草，加通運之茯苓、厚朴。

●加減附子理中湯方（苦辛溫法）

白朮三錢　附子二錢　乾薑二錢　茯苓三錢厚朴二錢

水五杯，煮取二杯，分二次溫服。

（九十五）自利不渴者，屬太陰。甚則噦（俗名呃逆），衝氣逆。急救土敗，附子粳米湯主之。

此條較上條更危，上條陰濕與臟陰相合，而臟之真陽未敗，此則臟陽結而邪陰與臟陰毫無忌憚，故上條猶係通補，此則純用守補矣。

● 附子粳米湯方（苦辛熱法）

人參三錢　附子二錢　炙甘草二錢　粳米一合
乾薑二錢

水五杯，煮取二杯，渣再煮一杯，分三次溫服。

（九十六）瘧邪熱氣，內陷變痢，久延時日，脾胃氣衰，面浮腹膨，裡急肛墜，中虛伏邪，加減小柴胡湯主之。

● 加減小柴胡湯方（苦辛溫法）

柴胡三錢　黃芩二錢　人參一錢　丹皮一錢
白芍二錢炒　當歸一錢五分土炒　穀芽一錢五分
山楂一錢五分炒

水八杯，煮取三杯，分三次溫服。

（九十七）春溫內陷，下痢，最易厥脫，加減黃連阿膠湯主之。

春溫內陷，其為熱多濕少明矣。熱必傷陰，故立法以救陰為主。

●加減黃連阿膠湯（甘寒苦寒合化陰氣法）

黃連三錢　阿膠三錢　黃芩二錢　炒生地四錢
生白芍五錢　炙甘草一錢五分

水八杯，煮取三杯，分三次溫服。

（九十八）氣虛下陷，門戶不藏，加減補中益氣湯主之。

此邪少虛多，偏於氣分之證，故以升補為主。

●加減補中益氣湯（甘溫法）

人參二錢　黃耆二錢　廣皮一錢　炙甘草一錢
歸身二錢炒　白芍三錢　防風五分　升麻三分

水八杯，煮取三杯，分三次溫服。

（九十九）內虛下陷，熱利下重，腹痛，脈左小右大，加味白頭翁湯主之。

●加味白頭翁湯（苦寒法）

白頭翁三錢　秦皮二錢　黃連二錢　黃柏二錢
黃芩三錢　白芍二錢

水八杯，煮取三杯，分三次服。

‖ 秋 燥 ‖

（一百）燥傷胃陰，五汁飲主之，玉竹麥門冬湯亦主之。

● **五汁飲**（方法並見前）

● **玉竹麥門冬湯方**（甘寒法）

玉竹三錢　麥冬三錢　沙參二錢　生甘草一錢

水五杯，煮取二杯，分二次服。土虛者加生扁豆，氣虛者加人參。

（一百一）胃液乾燥，外感已盡者，牛乳飲主之。

此以津血填津血法也。

牛乳飲（甘寒法）

牛乳一杯

重湯燉熟，頓服之。甚者日再服。

（一百二）燥證氣血兩燔者，玉女煎主之。

● **玉女煎**（方見上焦篇）

下焦篇

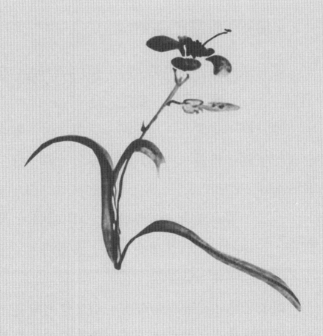

‖ 風溫　溫熱　溫疫　溫毒　冬溫 ‖

　　（一）風溫、溫熱、溫疫、溫毒、冬溫，邪在陽明久羈，或已下，或未下，身熱面赤，口乾舌燥，甚則齒黑唇裂，脈沉實者，仍可下之。脈虛大，手足心熱甚於手足背者，加減復脈湯主之。

　　溫邪久羈中焦，陽明陽土，未有不克少陰癸水者，或已下而陰傷，或未下而陰竭。若實證居多，正氣未至潰敗，脈來沉實有力，尚可假手於一下，即《傷寒論》中急下以存津液之謂。

●加減復脈湯方（甘潤存津法）

　　炙甘草六錢　乾地黃六錢　生白芍六錢　麥冬五錢不去心　阿膠三錢　麻仁三錢

　　水八杯，煮取八分，三杯，分三次服，劇者加甘草至一兩，地黃、白芍八錢，麥冬七錢。日三，夜一服。

　　（二）溫病誤表，津液被劫，心中震震，舌強神昏，宜復脈法，復其津液。舌上津回則生。汗自出，中無所主者，救逆湯主之。

　　誤表動陽，心氣傷則心震，心液傷則舌蹇，故宜復脈其津液也。若傷之太甚，陰陽有脫離之象，

復脈亦不勝任，則非救逆不可。

● 救逆湯方（鎮攝法）

即於前加復脈湯內，去麻仁，加生龍骨四錢，生牡蠣八錢，煎如復脈法，脈虛大欲散者，加人參二錢。

（三）溫病耳聾，病系少陰，與柴胡湯者必死。六七日以後，宜復脈輩復其精。

溫病無三陽經證，卻有陽明腑證（中焦篇已申明腑證之由矣）三陰臟證。蓋臟者藏也，藏精者也。溫病最善傷精，三陰實當其衝。

（四）勞倦內傷，復感溫病，六七日以外，不解者，宜復脈法。

此兩感治法也。甘能益氣，凡甘皆補，故宜復脈。服二、三帖後，身不熱而倦甚，仍加人參。

（五）溫病已汗而不得汗，已下而熱不退，六七日以外，脈尚躁盛者，重與復脈湯。

已與發汗而不得汗，已與通裡而熱不除，其為汗下當可知。脈尚躁盛，邪固不為藥衰，正氣亦尚能與邪氣分爭，故須重與復脈，扶正以敵邪，正勝則生矣。

（六）溫病誤用升散，脈結代，甚者脈兩至

者，重與復脈。雖有他症，後治之。

此留人治病法也。即仲景裡急，急當救裡之義。

（七）汗下後，口燥咽乾、神倦欲眠、舌赤苔老，與復脈湯。

在中焦下後與益胃湯，復胃中津液，以邪氣未曾深入下焦。若口燥咽乾，乃少陰之液無以上供，神昏欲眠，有少陰但欲寐之象，故與復脈。

（八）熱邪深入，或在少陰，或在厥陰，均宜復脈。

此言復脈為熱邪劫陰之總司也。蓋以陰藏精，厥陰必待少陰精足而後能生，二經均可主以復脈者，乙癸同源也。

● **加減復脈湯方**（甘潤存津法）

炙甘草六錢　乾地黃六錢

（九）下後大便溏甚，周十二時三、四行，脈仍數者，未可與復脈湯，一甲煎主之。服一二日大便不溏者，可與一甲復脈湯。

下後法當數日不大便，今反溏而頻數，非其人真陽素虛，即下之不得其道，有亡陰之慮。若以復脈潛潤，是以存陰之品，反為瀉陰之用。故以牡蠣一味，單用則力大，即能存陰，又澀大便，且清在

裡之餘熱，一物而三用之。

● 一甲煎（鹹寒兼澀法）

生牡蠣二兩碾細

水八杯，煮取三杯，分溫三服。

● 一甲復脈湯方

即於加減復脈湯內，去麻仁，加牡蠣一兩。

（十）下焦溫病，但大便溏者，即與一甲復脈湯。

溫病深入下焦劫陰，必以救陰為急務。然救陰之藥多滑潤，但見大便溏，不必待日三、四行，即以一甲復脈法，復陰之中，預防泄陰之弊。

（十一）少陰溫病，真陰欲竭，壯火復熾，心中煩，不得臥者，黃連阿膠湯主之。

按前復脈法為邪少虛多之治。其有陰既虧而實邪正盛，甘草即不合拍。

● 黃連阿膠湯方（苦甘鹹寒法）

黃連四錢　黃芩一錢　阿膠三錢　白芍一錢
雞子黃二枚

水八杯，先煮三物，取三杯，去渣，納膠烊盡，再納雞子黃攪令相得，日三服。

下焦篇

123

（十二）夜熱早涼，熱退無汗，熱自陰來者，青蒿鱉甲湯主之。

夜行陰分而熱，日行陽分而涼，邪氣深伏陰分可知，熱退無汗，邪不出表而仍歸陰分，更可知矣，故曰熱自陰分而來，非上中焦之陽熱也。

● 青蒿鱉甲湯方（辛涼合甘寒法）

青蒿二錢　鱉甲五錢　細生地四錢　知母二錢
丹皮三錢

水五杯，煮取二杯，日再服。

（十三）熱邪深入下焦，脈沉數，舌乾齒黑，手指但覺蠕動，急防痙厥，二甲復脈湯主之。

此示人痙厥之漸也。溫病七、八日以後，熱深不解，口中津液乾涸，但覺手指掣動，即當防其痙厥，不必俟其已厥而後治也。故以復脈育陰，加入介屬潛陽，使陰陽交紐，庶厥不可作也。

● 二甲復脈湯方（鹹寒甘潤法）

即於加減復脈湯內，加生牡蠣五錢，生鱉甲八錢。

（十四）下焦溫病，熱深厥甚，脈細促，心中憺憺大動，甚則心中痛者，三甲復脈湯主之。

前二甲復脈，防痙厥之漸；即痙厥已作，亦可以二甲復脈上厥。茲又加龜板名三甲者，以心中大動，甚則痛而然也。

●三甲復脈湯方（同二甲湯法）

即於二甲復脈湯內，加生龜板一兩。

（十五）即厥且噦（俗名呃忒），脈細而勁，小定風珠主之。

●小定風珠方（甘寒鹹法）

雞子黃一枚生用　真阿膠二錢　生龜板六錢童便半杯　淡菜三錢

水五杯，先煮龜板、淡菜得二杯，去滓，入阿膠上火烊化，納雞子黃，攪令相得，再沖童便，頓服之。

（十六）熱邪久羈，吸爍真陰，或因誤表，或因妄攻，神倦瘈瘲，脈氣虛弱，舌絳苔少，時時欲脫者，大定風珠主之。

●大定風珠方（酸甘鹹法）

生白芍六錢　阿膠三錢　生龜板四錢　乾地黃六錢　麻仁二錢　五味子二錢　生牡蠣四錢　麥冬

六錢連心　炙甘草四錢　雞子黃二枚生　鱉甲四錢生

水八杯，煮取三杯，去滓，再入雞子黃，攪令相得，分三次服。喘，加人參。自汗者，加龍骨、人參、小麥。悸者，加茯神、人參、小麥。

（十七）壯火尚盛者，不得用定風珠、復脈。邪少虛多者，不得用黃連阿膠湯。陰虛欲痙者，不得用青蒿鱉甲湯。

此諸方之禁也。前數方雖皆為存陰退熱而設，其中有以補陰之品，為退熱之用者；有一面補陰，一面搜邪者；有一面填陰，一面護陽者；各宜心領神會，不可混也。

（十八）痙厥神昏，舌短煩躁，手少陰證未罷者，先與牛黃、紫雪輩，開竅搜邪，再與復脈湯存陰，三甲潛陽。臨證細參，勿致倒亂。

（十九）邪氣久羈，肌膚甲錯。或因下後邪欲潰；或因存陰得液蒸汗。正氣已虛，不能即出，陰陽互爭而戰者，欲作戰汗也，復脈湯熱飲之。虛盛者加人參。肌肉尚盛者，但令靜，勿妄動也。

按傷寒汗解必在下前，溫病多在下後。縛解而後得汗，誠有如吳又可所云者。凡欲汗者，必當心煩，乃有汗可解。

（二十）時欲漱口，不欲咽，大便黑而易者，

有瘀血也，犀角地黃湯主之。

邪在血分，不欲飲水，熱邪燥液口乾，又欲求救於水，故但欲漱口，不欲。因也。瘀血溢於腸間，血色久瘀則黑，血性柔潤，故大便黑而易之。

● 犀角地黃湯方（甘鹹微苦法）

乾地黃一兩　生白芍三錢　丹皮三錢　犀角三錢
水五杯，煮取二杯，分二次服，渣再煮一杯服。
（二十一）少腹堅滿，小便自利，夜熱晝涼，大便閉，脈沉實者，蓄血也。桃仁承氣湯主之；甚則抵當湯。

● 桃仁承氣湯方（苦辛鹹寒法）

大黃五錢　芒硝二錢　桃仁三錢　當歸三錢
芍藥三錢　丹皮三錢
水八杯，煮取三杯，先服一杯。得下，止後服，不知再服。

● 抵當湯方（飛走攻絡苦鹹法）

大黃五錢　虻蟲二十枚炙乾為末　水蛭五分炙乾為末　桃仁五錢
水八杯，煮取三杯，先服一杯。得下，止後

服，不知再服。

（二十二）溫病脈，法當數，今反不數而濡小者，熱撤裡虛也。裡虛下利稀水，或便膿血者，桃花湯主之。

溫病之脈本數，因用清熱藥撤其熱，熱撤裡虛，脈見濡小，下焦空虛則寒，即不下利，亦當溫補，況又下利稀水膿血乎！故用少陰自利，關閘不藏，堵截陽明法。

● **桃花湯方**（甘溫兼澀法）

赤石脂一兩半蓋用煎，半為細末調炮薑五錢　白粳米二合

水八杯，煮取三杯，去渣，入石脂末一錢五分，分三次服。若一服癒，餘勿服。虛甚者加人參。

（二十三）溫病七八日以後，脈虛數，舌絳苔少，下利日數十行，完穀不化，身雖熱者，桃花粥主之。

● **桃花粥方**（甘溫兼澀法）

人參三錢　炙甘草三錢　赤石脂六錢細末　白粳米二合

水十杯，先煮參、草，得六杯，去渣，再入粳

米，煮得三杯，納石脂末三錢，頓服之。利不止，再服第二杯，如上法。利止，停後服。或先因過用寒涼，脈不數，身不熱者，加乾薑三錢。

邪熱不殺穀，亦有完穀一證，不可不慎，當於脈之虛實，併兼現之證辨之。

（二十四）溫病少陰下利，咽痛胸滿，心煩者，豬膚湯主之。

●豬膚湯方（甘潤法）

豬膚一斤用白皮從內刮去肥，令如紙薄

上一味，以水一斗，煮取五升，去渣，加白蜜一升，白米粉五合，熬香，和令相得。

（二十五）溫病少陰咽痛者，可與甘草湯。不瘥者，與桔梗湯。

柯式云：但咽痛而無下利胸滿心煩等證，但甘以緩之足矣。不瘥者，配以桔梗，辛以散之也。其熱微，故用此輕劑耳。

●甘草湯方（甘緩法）

甘草二兩

上一味，以水三升，煮取一升半，去渣，分溫再服。

● 桔梗湯方（苦辛甘開提法）

甘草二兩　桔梗二兩

法同前。

（二十六）溫病入少陰，嘔而咽中傷，生瘡不能語，聲不出者，苦酒湯主之。

王氏晉三云：苦酒湯治少陰水虧不能上濟君火，而咽生瘡聲不出者。瘡者，疳也。

● 苦酒湯方（酸甘微辛法）

半夏二錢炙　雞子一枚去黃，內上苦酒雞子殼中

上二味，納半夏著苦酒中，以雞子殼置刀環中，安火上，令三沸，去渣，少少含咽之。不瘥，更作三劑。

（二十七）婦女溫病，經水適來，脈數耳聾，乾嘔煩渴，辛涼退熱，兼清血分，甚至十數日不解，邪陷發痙者，竹葉玉女煎主之。

● 竹葉玉女煎方（辛涼合甘寒微苦法）

生石膏六錢　乾地黃四錢　麥冬四錢　知母二錢　牛膝二錢　竹葉三錢

水八杯，先煮石膏、地黃，得五杯，再入餘四

味，煮取二杯，先服一杯，候六時復之。病解，停後服，不解再服（上焦用玉女煎去牛膝者，以牛膝為下焦藥，不得引邪深入也。茲在下焦，故仍用之）。

（二十八）熱入血室，醫與兩清氣血，邪去其半，脈數，餘邪不解者，護陽和陰湯主之。

此係承上條而言之也。大凡體質素虛之人，驅邪及半，必兼護養元氣，仍佐清邪，故以參、甘護元陽，而以白芍、麥冬、生地，和陰清邪也。

● **護陽和陰湯方**（甘涼甘溫復法，偏於甘涼，即復脈湯法也）

白芍五錢　炙甘草二錢　麥冬二錢連心炒　人參二錢　乾地黃三錢炒

水五杯，煮取二杯，分二次溫服。

（二十九）熱入血室，邪去八九，右脈虛數，暮微寒熱者，加減復脈湯，仍用參主之。

● **加減復脈湯仍用參方**

即於前復脈湯內，加入人參三錢。

（三十）熱病經水適至，十數日不解，舌痿飲冷，心煩熱，神氣忽清忽亂，脈右長左沉，瘀熱在裡也，加減桃仁承氣湯主之。

● 加減桃仁承氣湯方（苦辛走絡法）

大黃三錢製　桃仁三錢炒　細生地六錢　丹皮四錢　澤蘭二錢　人中白二錢

水八杯，煮取三杯，先服一杯，候六時，得下黑血，下後神清渴減，止後服，不知漸進。

（三十一）溫病癒後，嗽稀痰而不咳，徹夜不寐者，半夏湯主之。

此中焦陽氣素虛之人，偶感溫病，醫以辛涼甘寒，或苦寒清溫熱，不知十衰七、八之戒，用藥過劑，以致中焦反停寒飲，令胃不和，故不寐也。

● 半夏湯方（辛甘淡法）

半夏八錢製　秫米二兩

水八杯，煮取三杯，分三次溫服。

（三十二）飲退得寐，舌滑，食不進者，半夏桂枝湯主之。

此以胃腑雖和，營衛不和，陽未卒復，故以前半夏湯合桂枝湯，謂其營衛，和其中陽，自能食也。

● 半夏桂枝湯方（辛溫甘淡法）

半夏六錢　秫米一兩　白芍六錢　桂枝四錢

（雖云桂枝湯，卻用小建中湯法，桂枝少於白芍者，表裡異治也）　炙甘草一錢　生薑三錢　大棗二枚去核

水八杯，煮取三杯，分溫三服。

（三十三）溫病解後，脈遲，身涼如水，冷汗自出者，桂枝湯主之。

此亦陽氣素虛之體質，熱邪甫退，即露陽虛。故以桂枝湯復其陽也。

（三十四）溫病癒後，面色痿黃，舌淡，不欲飲水，脈遲而弦，不食者，小建中湯主之。

此亦陽虛之質也，故以小建中，小小建其中焦之陽氣，中陽復則能食，能食則諸陽皆可復也。

● 小建中湯方（甘溫法）

白芍六錢酒炒　桂枝四錢　甘草三錢炙　生薑三錢　大棗二枚去核　膠飴五錢

水八杯，煮取三杯，去渣，入膠飴，上火烊化，分溫三服。

（三十五）溫病癒後，或一月至一年，面微赤，脈數，暮熱，常思飲不欲食者，五汁飲主之，牛乳飲亦主之。病後肌膚枯燥，小便溺管痛，或微燥咳，或不思食，皆胃陰虛也，與益胃、五汁輩。

前復脈等湯，復下焦之陰，此由中焦胃用之陰不降，胃體之陽獨亢，故以甘潤法救胃用，配胃體，則自然欲食，斷不可與俗套開胃健食之辛燥藥，致今燥咳成癆也。

‖ 暑溫　伏暑 ‖

（三十六）暑邪深入少陰，消渴者，連梅湯主之。入厥陰，麻痺者，連梅湯主之。心熱煩躁，神迷甚者，先與紫雪丹，再與連梅湯。

腎主五液而惡燥，暑先入心，助心火獨亢於上，腎液不供，故消渴也。

● **連梅湯方**（酸甘化陰，酸苦泄熱法）

雲連二錢　烏梅三錢去核　麥冬三錢連心　生地三錢　阿膠二錢

水五杯，煮取二杯，分二次服。脈虛大而芤者，加人參。

（三十七）暑邪深入厥陰，舌灰，消渴，心下板實，嘔惡吐蚘，寒熱，下利血水，甚至聲音不出，上下格拒者，椒梅湯主之。

此土敗木乘，正虛邪熾，最危之候，故以酸苦

泄熱，輔正驅邪立法，據理製方，冀其轉關耳。

● 椒梅湯方

（酸苦復辛甘法，即仲景烏梅丸法也。方義已
見中焦篇）

黃連二錢　黃芩二錢　乾薑二錢　白芍三錢，
生　川椒三錢炒黑　烏梅三錢去核　人參二錢　枳
實一錢五分　半夏二錢

水八杯，煮取三杯，分三次服。

（三十八）暑邪誤治，胃口傷殘，延及中下，
氣塞填胸，燥亂口渴，邪結內據，清濁交混者，來
復丹主之。

此正氣誤傷於藥，邪氣得以竊據於中，固結而
不可解，攻補難施之危證，勉立旋轉清濁一法耳。

● 來復丹（酸溫法）

太陰元精石一兩　舶上硫黃一兩　硝石一兩同
硫黃為末，微火炒結砂子大　橘紅二錢　青皮二錢去
白　五靈脂二錢澄去砂，炒令煙盡

（三十九）暑邪久熱，寢不安，食不甘，神識
不清，陰液元氣兩傷者，三才湯主之。

凡熱病久入下焦，消爍真陰，必以復陰為主。

其或元氣亦傷，又必兼護其陽。三才湯兩復陰陽，
而偏於復陰為多者也。

● 三才湯方（甘涼法）

人參三錢　天冬二錢　乾地黃五錢

水五杯，濃煎二杯，分二次溫服。欲復陰者，
加麥冬、五味子；欲復陽者，加茯苓、炙甘草。

（四十）蓄血，熱入血室，與溫熱同法。

（四十一）伏暑、濕溫，脅痛，或咳，或不
咳，無寒，但潮熱，或竟寒熱如瘧狀，不可誤認柴
胡證，香附旋覆花湯主之。久不解者，用控涎丹。

● 香附旋覆花湯方（苦辛淡合芳香開絡法）

生香附三錢　旋覆花三錢絹包　蘇子霜三錢
廣皮二錢　半夏五錢　茯苓塊三錢　薏仁五錢

水八杯，煮取三杯，分三次溫服。腹滿者加厚
朴，痛甚者加降香末。

● 控涎丹方（苦寒從治法）

甘遂去心製　大戟去皮製　白芥子

上等分為細末，神麴糊為丸，梧子大，每服九
丸，薑湯下，壯者加之，羸者減之，以知為度。

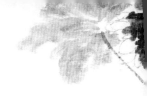

‖ 寒濕　附：便血咳嗽疝瘕 ‖

（四十二）濕之為物也，在天之陽時為雨露，陰時為霜雪，在山為泉，在川為水，包含於土中者為濕。其在人身也，上焦與肺合，中焦與脾合，其流於下焦也，與少陰癸水合。

此統舉濕在天地人身之大綱，異出同源，以明土為雜氣，水為天一所生，無處不合者也。

（四十三）濕久不治，伏足少陰，舌白身痛，足跗浮腫，鹿附湯主之。

● 鹿附湯方（苦辛鹹法）

鹿茸五錢　附子三錢　草果一錢　菟絲子三錢
茯苓五錢

水五杯，煮取二杯，日再服，渣再煮一杯服。

（四十四）濕久脾陽消乏，腎陽亦憊者，安腎湯主之。

凡腎陽憊者，必補督脈，故以鹿茸為君，附子、韭子等補腎中真陽，但以苓、朮二味，滲濕而補脾陽，釜底增薪法也（其曰安腎者，腎以陽為體，體立而用安矣）。

●安腎湯方（辛甘溫法）

鹿茸三錢　葫蘆巴三錢　補骨脂三錢　韭子一錢　大茴香二錢　附子二錢　茅朮二錢　茯苓三錢　菟絲子三錢

水八杯，煮取三杯，分三次服。大便溏者加赤石脂。久病惡湯者，可用二十分作丸。

（四十五）濕久傷陽，痿弱不振，肢體麻痹，痔瘡下血，朮附苓薑湯主之。

●朮附薑苓湯方（辛溫苦淡法）

生白朮五錢　附子三錢　乾薑三錢　茯苓五錢

水五杯，煮取二杯，日再服。

（四十六）先便後血，小腸寒濕，黃土湯主之。

●黃土湯方（甘苦合用，剛柔互濟法）

甘草三兩　乾地黃三兩　白朮三兩　附子三兩炮　阿膠三兩　黃芩三兩　灶中黃土半斤

水八升，煮取二升，分溫二服（分量服法悉錄古方，未敢增減，用者自行斟酌可也）。

（四十七）秋濕內伏，冬寒外加，脈緊無汗，

惡寒身痛，喘咳稀痰，胸滿，舌白滑，惡水不欲飲，甚則倚息不得臥，腹中微脹，小青龍湯主之。脈數有汗，小青龍去麻、辛主之。大汗出者，倍桂枝，減乾薑，加麻黃根。

●小青龍湯方（辛甘復酸法）

麻黃三錢去節　甘草三錢炙　桂枝五錢去皮芍藥三錢　五味二錢　乾薑三錢　半夏五錢　細辛二錢

水八碗，先煮麻黃，減一碗許，去上沫，納諸藥，煮取三碗，去渣，溫服一碗。得效，緩後服，不知再服。

（四十八）喘咳息促，吐稀涎，脈洪數，右大於左，喉啞，是為熱飲，麻杏石甘湯主之。

●麻杏石甘湯方（辛涼甘淡法）

麻黃三錢去節　杏仁三錢去皮尖，碾細　石膏三錢碾　甘草二錢炙

水八杯，先煮麻黃，減二杯，去沫，納諸藥，煮取三杯，先服一杯，以喉涼為度。

（四十九）支飲不得息，葶藶大棗瀉肺湯主之。

支飲上壅胸膈，直阻肺氣，不令下降，呼息難過，非用急法不可。

● 葶藶大棗瀉肺湯方（苦辛甘法）

苦葶藶三錢炒香，碾細　　大棗五枚去核

水五杯，煮成二杯，分二次服。得效減其制，不效再作服，衰其大半而止。

（五十）飲家反渴，必重用辛，上焦加乾薑、桂枝，中焦加枳實、橘皮，下焦加附子、生薑。

（五十一）飲家陰吹，脈弦而遲，不得固執《金匱》法，當反用之，橘半桂苓枳薑湯主之。

● 橘半桂苓枳薑湯方（苦辛淡法）

半夏二兩　　小枳實一兩　　橘皮六錢　　桂枝一兩
茯苓塊六錢　　生薑六錢

甘瀾水十碗，煮成四碗，分四次，日三，夜一服。以癒為度。癒後以溫中補脾，使飲不聚為要。其下焦虛寒者，溫下焦。肥人用溫燥法，瘦人用溫平法。

（五十二）暴感寒濕成疝，寒熱往來，脈弦反數，舌白滑，或無苔，不渴，當臍痛，或脅下痛，椒桂湯主之。

● 椒桂湯方（苦辛通法）

川椒六錢炒黑　桂枝六錢　良薑三錢　柴胡六錢　小茴香四錢　廣皮三錢　吳萸三錢泡淡　青皮三錢

急流水八碗，煮成三碗，溫服一碗，覆被令微汗，佳。不汗，服第二碗，接飲生薑湯促之得汗。次早服第三碗，不必覆被再令汗。

（五十三）寒疝脈弦緊，脅下偏痛，發熱，大黃附子湯主之。

● 大黃附子湯方（苦辛溫下法）

大黃五錢　熟附子五錢　細辛三錢

水五杯，煮取兩杯，分溫二服（原方分量甚重，此則從時減輕，臨時對證斟酌）。

（五十四）寒疝，少腹或臍旁下引睪丸，或掣脅下，掣腰，痛不可忍者，天臺烏藥散主之。

● 天臺烏藥散方（苦辛熱急通法）

烏藥五錢　木香五錢　小茴香五錢炒黑　良薑五錢炒　青皮五錢　川楝子十枚　巴豆七十二粒　檳榔五錢

先以巴豆微打破，加麩數合炒川楝子，以巴豆黑透為度，去巴豆、麩子不用，但以川楝同前藥為極細末。黃酒和服一錢，不能飲者，薑湯代之。重者日再服；痛不忍者，日三服。

‖ 濕溫　附：瘧痢 ‖

（五十五）濕溫久羈，三焦彌漫，神昏竅阻，少腹硬滿，大便不下，宣清導濁湯主之。

● 宣清導濁湯方（苦辛淡法）

豬苓五錢　茯苓五錢　寒水石六錢　晚蠶沙四錢　皂莢子三錢去皮

水五杯，煮成兩杯，分二次服。以大便通快為度。

（五十六）濕凝氣阻，三焦俱閉，二便不通，半硫丸主之。

● 半硫丸方（酸辛溫法）

石硫黃　半夏製

上二味，各等份為細末，蒸餅為丸，梧子大，每服一二錢，白開水送下（按半硫丸通虛閉，若久久

便溏，服半硫丸亦能成條，皆其補腎燥濕之功也）。

（五十七）濁濕久留，下注於肛，氣閉，肛門墜痛，胃不喜食，舌苔腐白，朮附湯主之。

此濁濕久留腸胃，至腎陽亦困，而肛門之脈日尻，腎虛則痛，氣結亦痛。

● 朮附湯方（苦辛溫法）

生茅朮五錢　人參二錢　厚朴三錢　生附子三錢　炮薑三錢　橘皮三錢

水五杯，煮成兩杯，先服一杯，約三時，再服一杯，以肛痛癒為度。

（五十八）瘧邪久羈，因瘧成勞，諸之勞瘧。絡虛而痛，陽虛而脹，脅有瘧母，邪留正傷。加味異功湯主之。

● 加味異功湯方（辛甘溫陽法）

人參三錢　當歸一錢五分　肉桂一錢五分　炙甘草二錢　茯苓三錢　白朮三錢　生薑三錢　大棗二枚去核　廣皮二錢

水五杯，煮成兩杯，渣再煮一杯，分三次服。

（五十九）瘧久不解，脅下成塊，謂之瘧母，鱉甲煎丸主之。

●鱉甲煎丸方

鱉甲十二分炙　烏扇三分燒　黃芩三分　柴胡
六分　鼠婦三分熬　乾薑三分　葶藶一分熬　石韋
三分去毛　厚朴三分　大黃三分　芍藥五分　桂枝
三分　牡丹皮五分　瞿麥二分　紫葳三分　半夏一
分　人參一分　䗪蟲五分熬　阿膠三分炒　蜂窩四
分炙　赤硝十二分　蜣蜋六分熬　桃仁二分

上二十三味，為細末，取煆灶下灰一斗，清酒
一斤五斗，浸灰，俟酒盡一半，著鱉甲於中，煮令
如膠漆，絞取汁，納諸藥，煎為丸，如梧子大，空
心服七丸，日三服。

（六十）太陰三瘧，腹脹不渴，嘔水，溫脾湯
主之。

三瘧本係深入臟真之痼疾，往往經年不癒，現
脾胃症，猶屬稍輕。腹脹不渴，脾寒也，故以草
果溫太陰獨勝之寒，輔以厚朴消脹。嘔水者，胃寒
也。故以生薑降逆，輔以茯苓滲濕而養正。蜀漆乃
常山苗，其性急走瘧邪，導以桂枝，外達太陽也。

●溫脾湯方（苦辛溫裡法）

草果二錢　桂枝三錢　生薑五錢　茯苓五錢

蜀漆三錢炒　厚朴三錢

　　水五杯，煮取兩杯，分二次溫服。

　　（六十一）少陰三瘧，久而不瘉，形寒嗜臥，舌淡，脈微，發時不渴，氣血兩虛，扶陽湯主之。

● 扶陽湯方（辛甘溫陽法）

鹿茸五錢生銼末，先用黃酒煎透　熟附子三錢
人參二錢　粗桂枝三錢　當歸二錢　蜀漆三錢炒黑

　　水八杯，加入鹿茸酒，煎成三小杯，日三服。

　　（六十二）厥陰三瘧，日久不已，勞則發熱，或有痞結，氣逆欲嘔，減味烏梅丸法主之。

　　凡厥陰病甚，未有不犯陽明者。邪不深不成三瘧，三瘧本有難已之勢，既久不已，陰陽兩傷。

● 減味烏梅丸法（酸苦為陰，辛甘為陽復法）

半夏　黃連　乾薑　吳萸　茯苓　桂枝　川椒
炒墨　白芍　烏梅

　　（以下方中多無分量，以分量本難預定，用者臨時斟酌可也）

　　（六十三）酒客久痢，飲食不減，茵陳白芷湯主之。

　　久痢無他證，而且能飲食如故，知其病之未傷

臟真胃土，而在腸中也；痢久不止者，酒客濕熱下注，故以風藥之辛，佐以苦味入腸，芳香悅脾而燥濕，涼能清熱，淡能滲濕也，俾濕熱去而脾陽升，痢自止矣。

●茵陳白芷湯方（苦辛淡法）

綿茵陳　白芷　北秦皮　茯苓皮　黃柏　藿香

（六十四）老年久痢，脾陽受傷，食滑便溏，腎陽亦衰，雙補湯主之。

●雙補湯方

人參　山藥　茯苓　蓮子　芡實　補骨脂　蓯蓉　萸肉　五味子　巴戟天　菟絲子　覆盆子

（六十五）久痢小便不通，厭食欲嘔，加減理陰煎主之。

●加減理陰煎方（辛淡為陽，酸甘化陰復法）

熟地　白芍　附子　五味子　炮薑　茯苓

（六十六）久痢帶瘀血，肛中氣墜，腹中不痛，斷下滲濕芩主之。

茅朮、黃柏、赤苓、豬苓，能通膀胱氣化，使氣分濕熱從小便而去，不致再遺留在血分。

●斷下滲濕湯方（苦辛淡法）

樗根皮一兩炒黑　生茅朮一錢　生黃柏一錢
地榆一錢五分炒黑　楂肉三錢炒黑　銀花一錢五分
炒黑　赤苓三錢　豬苓一錢五分

水八杯，煮成三杯，分三次服。

（六十七）下痢無度，脈微細，肢厥，不進
食，桃花湯主之。

此澀陽明陽分法也。下痢無度，關閘不藏，脈
微細肢厥，陽欲脫也。故以赤石脂急澀下焦，粳米
合石脂堵截陽明，乾薑溫裡而回陽，俾痢止則陰
留，陰留則陽斯變矣。

（六十八）久痢，陰傷氣陷，肛墜尻酸，地黃
餘糧湯主之。

此澀少陰陰分法也。肛門墜而尻脈酸，腎虛而
津液消亡之象。

●地黃餘糧湯方（酸甘兼澀法）

熟地黃　禹餘糧　五味子

（六十九）久痢傷腎，下焦不固，腸膩滑下，
納穀運遲，三神丸主之。

此澀少陰陰中之陽法也。腸膩滑下，知下焦之

不固；納運穀遲，在久痢之後，不惟脾陽不運，而腎中真陽亦衰矣。

● **三神丸方**（酸甘辛溫兼澀法，亦復方也）

五味子　補骨脂　肉果去淨油

（七十）久痢傷陰，口渴舌乾，微熱微咳，人參烏梅湯主之。

口渴微咳於久痢之後，無濕熱客邪款證，故知其陰液太傷，熱病液涸，急以救陰為務。

● **人參烏梅湯方**（酸甘化陰法）

人參　蓮子炒　炙甘草　烏梅　木瓜　山藥

按此方於救陰之中，仍然兼護脾胃。若液虧甚而土無他病者，則去山藥、蓮子，加生地、麥冬，又一法也。

（七十一）痢久陰陽兩傷，少腹肛墜，腰胯脊髀酸痛，由臟腑傷及奇經，參茸湯主之。

● **參茸湯方**（辛甘溫法）

人參　鹿茸　附子　當歸炒　茴香炒　菟絲子杜仲

按此方雖曰陰陽兩補，而偏於陽。若其人但墜

而不腰脊痛，偏於陰陽多者，可於本方去附子加補骨脂，又一法也。

（七十二）久痢傷及厥陰，上犯陽明，氣上撞心，饑不欲食，乾嘔腹痛，烏梅丸主之。

肝為剛臟，內寄相火，非純剛所能折；陽明腑，非剛藥不復其體。

● **烏梅丸方**（酸甘辛苦復法。酸甘化陰，辛苦通降）

烏梅　細辛　乾薑　黃連　當歸　附子　蜀椒炒焦，去汗　桂枝　人參　黃柏

（七十三）休息痢，經年不癒，下焦陰陽皆虛，不能收攝，少腹氣結，有似癥瘕，參芍湯主之。

● **參芍湯方**（辛甘為陽，酸甘化陰復法）

人參　白芍　附子　茯苓　炙甘草　五味子

（七十四）噤口痢，熱氣上衝，腸中逆阻似閉，腹痛在下尤甚者，白頭翁湯主之。

此噤口痢之實證，而偏於熱重之方也。

（七十五）噤口痢，左脈細數，右手脈弦，乾嘔，腹痛，裡急後重，積下不爽，加減瀉心湯主之。

此亦噤口痢之實證。而偏於濕熱太重者也。脈細數，溫熱著裡之象；右手弦者，木入土中之象也。故以瀉心去守中之品，而補以運之，辛以開之，苦以降之；加銀花之敗熱毒，楂炭之克血積，木香之通氣積，白芍以收陰氣，更能於土中拔木也。

● 加減瀉心湯方（苦辛寒法）

川連　黃芩　乾薑　銀花　楂炭　白芍　木香汁

（七十六）噤口痢，嘔惡不饑，積少痛緩，形衰脈弦，舌白不渴，加味參苓白朮散主之。

● 加味參苓白朮散方

（甘淡微苦法。加則辛甘化陽，芳香悅脾，微辛以通，微苦以降也。）

人參一錢　白朮一錢五分炒焦　茯苓一錢五分　扁豆二錢炒　薏仁一錢五分　甘梗一錢　砂仁七分炒　炮薑一錢　肉豆蔻一錢　炙甘草五分

共為極細末，每服一錢五分，香粳米湯調服，日二次。

（七十七）噤口痢，胃關不開，由於胃關不開

者，肉蓯蓉湯主之。

● **肉蓯蓉湯方**（辛甘法）

肉蓯蓉一兩泡淡　附子二錢　人參二錢　乾薑
炭二錢　當歸二錢　白芍三錢　肉桂湯浸，炒

水八杯，煮取三杯，分三次，緩服，胃稍開，
再作服。

‖ 秋　燥 ‖

（七十八）燥久傷及肝腎之陰，上盛下虛，畫
涼夜熱，或乾咳，或不咳，甚則痙厥者，三甲復脈
湯主之，定風珠亦主之，專翁大生膏亦主之。

腎主五液而惡燥，或由外感邪氣，久羈而傷及
腎陰，或不由外感而內傷致燥，均以培養津液為
主。肝木全賴腎水滋養，腎水枯竭，肝斷不能獨
治。所謂乙癸同源，故肝腎並稱也。

三方由淺入深，定風濃於復脈，皆用湯，從急
治。專翁取乾坤之靜，多用血肉之品，熬膏為丸，
從緩治。蓋下焦深遠，草木無情，故用有情緩治。

● **三甲復脈湯、定風珠**（並見前）

● 專翁大生膏（酸甘鹹法）

人參二斤無力者以製洋參代之 茯苓二斤 龜板一斤另熬膠 烏骨雞一對 鱉甲一斤另熬膠 牡蠣一斤 鮑魚二斤 海參二斤 白芍二斤 五味子半斤 麥冬二斤不去心 羊腰子八對 豬脊髓一斤 雞子黃二十丸 阿膠二斤 蓮子二斤 芡實三斤 熟地黃三斤 沙苑蒺藜一斤 白蜜一斤 枸杞子一斤炒黑

上藥分四銅鍋（忌鐵器攪，用銅勺），以有情歸有情者二，無情歸無情者二，文火細煉三晝夜，去渣，再熬六晝夜，陸續合為一鍋，煎煉成膏，末下三膠，合蜜和勻，以方中有粉無汁之茯苓、白芍、蓮子、芡實為細末，合膏為丸。每日服二錢，漸加至三錢，日三服。約一日一兩，期年為度。每殞胎必三月，肝虛而熱者，加天冬一斤，桑寄生一斤，同熬膏，再加鹿茸二十四兩為末。

（本方以陰生於八，成於七，故用三七二十一之奇方，守陰也。加方用陽生於七，成於八，三八二十四之偶方，以生胎之陽也。古法通方多用偶，守法多用奇，陰陽互也。）

雜　說

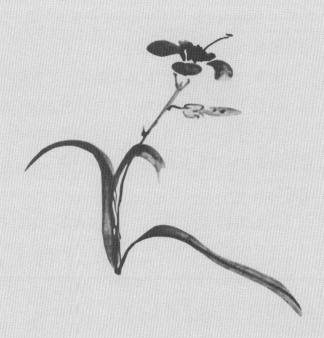

‖ 汗　論 ‖

汗也者，合陽氣陰精蒸化而出者也。《內經》云：人之汗，以天地之雨名之。蓋汗之為物，以陽氣為運用，以陰精為材料。陰精有餘，陽氣不足，則汗不能自出，不出則死；陽氣有餘，陰精不足，多能自出，再發則痙，痙亦死；或薰灼而不出，不出亦死也。

其有陰精有餘，陽氣不足，又為寒邪肅殺之氣所搏，不能自出者，必用辛溫味薄急走之藥，以運用其陽氣，仲景之治傷寒是也。

傷寒一書，始終以救陽氣為主。其有陽氣有餘，陰精不足，又為溫熱升發之氣所鑠，而汗自出，或不出者，必用辛涼以止其自出之汗，用甘涼甘潤培養其陰精為材料，以為正汗之地，本論之治溫熱是也。

本論始終以救陰精為主。此傷寒所以不可不發汗，溫熱病斷不可發汗之大較也。唐宋以來，多昧於此，是以人各著一傷寒書，而病溫熱者之禍及矣。嗚呼！天道歟？抑人事歟？

‖ 方中行先生或問六氣論 ‖

原文云：或問天有六氣——風、寒、暑、濕、燥、火，風、寒、暑、濕，經皆揭病出條例以立論，而不揭燥火，燥火無病可論乎？

曰：《素問》言春傷於風，夏傷於暑，秋傷於濕，冬傷於寒者，蓋以四氣之在四時，各有專令，故皆專病也。燥火無專令，故不專病，而寄病於百病之中；猶土無正位，而寄王於四時辰戌丑未之末。不揭者，無病無燥火也。愚按此論，牽強臆斷，不足取信，蓋信經太過則鑿之病也。春風，夏火，長夏濕土，秋燥，冬寒，此所謂播五行於四時也。經言先夏至為病溫，即火之謂；夏傷於暑，指長夏中央土而言也；秋傷於濕，指初秋而言，乃上令濕土之氣，流行未盡。

蓋天之行令，每微於令之初，而盛於令之末；至正秋傷燥，想代遠年湮，脫簡故耳。喻氏補之誠是，但不當硬改經文，已詳論於下焦寒濕第四十七條中。今乃以土寄王四時比燥火，則謬甚矣。夫寄王者，濕土也，豈燥火哉！以先生之高明，而於六氣乃昧昧焉，亦千慮之失矣。

‖ 傷寒注論 ‖

　　仲祖《傷寒論》，誠為金科玉律，奈注解甚難。蓋代遠年湮，中間不無脫簡，又為後人妄增，斷不能起仲景於九原而問之，何條在先、何條在後，何處尚有若干文字，何處係後人偽增，惟有闕疑闕殆，擇其可信者而從之，不可信者而考之已爾。

　　創斯注者，則有林氏、成氏，大抵隨文順解，不能透發精義，然創始實難，不為無功。有明中行方先生，實能苦心力索，暢所欲言，溯本探微，闡幽發秘，雖未能處處合拍，而大端已具。

　　喻氏起而作《尚論》，補其闕略，發其所未發，以誠仲景之功臣也；然除卻心解數處，其大端亦從方論中來，不應力詆方氏。

　　北海林先生，刻方氏前條辨，附刻《尚論篇》，歷數喻氏僭竊之罪，條分而暢評之。喻氏之後，又有高氏，注尚論發明，亦有心得可取處，其大端暗竊方氏，明尊喻氏，而又力詆喻氏，如喻氏之於方氏也。北平劉覺庵先生起而證之，亦如林北海之證尚論者然，公道自在人心也。

其他如鄭氏、程氏之後條辨，無足取者，明眼人自識之。舒馳遠之集注，一以喻氏為主，兼引程郊倩之後條辨，雜以及門之論斷，若不知有方氏之前條辨者，遂以喻氏竊方氏之論，直謂為喻氏書矣。此外有沈目南注，張隱庵集注，程雲來集注，皆可閱。

至慈溪柯韻伯注傷寒論著《來蘇集》聰明才辨，不無發明，可供採擇，然其自序中謂大青龍一證，方喻之注大錯，目之曰鄭聲、曰楊墨，及取三注對勘，虛中切理而細繹之，柯注謂風有陰陽，汗出脈緩之桂枝證，是中鼓動之陽風；汗不出脈緊煩躁之大青龍證，是中凜冽之陰風。

試問中鼓動之陽風者，而主以桂枝辛甘溫法，置《內經》風淫於內，治以辛涼，佐以苦甘之正法於何地？仲景自序云：「撰用《素問》《九卷》，」反背《素問》而立法耶？且以中鼓動之陽風者，主以甘溫之桂枝，中凜冽之陰風者，反主以寒涼之石膏，有是理乎？其注煩躁，又曰熱淫於內，則心神煩擾；風淫於內，故手足躁亂（方先生原注：風為煩，寒則躁）。既曰凜冽陰風，又曰熱淫於內，有是理乎？種種矛盾，不可枚舉。

方氏立風傷衛，寒傷營，風寒兩傷營衛，吾不

敢謂即仲景之本來面目；然欲使後學眉目清楚，不為無見。如柯氏之所序，亦未必即仲景之心法，而高於方氏也。其刪改原文處，多逞臆說，不若方氏之純正矣；且方氏創通大義，其功不可沒也，喻氏、高氏、柯氏，三子之於方氏，補偏救弊，其卓識妙悟，不無可取，而獨惡其自高己見，各立門戶，務掩前人之善耳。後之學人，其各以明道濟世為急，毋以爭名競勝為心，民生幸甚。

‖ 風　論 ‖

《內經》曰：風為百病之長。又曰：風者善行而數變。夫風何以為百病之長乎？《大易》曰：元者善之長也。蓋冬至四十五日，以後夜半少陽起而立春，於立春前十五日交大寒節，而厥陰風木行令，所以疏泄一年之陽氣，以布德行仁，生養萬物者也。故王者功德既成以後，制禮作樂，舞八佾而宣八風，所謂四時和，八風理，而民不夭折。

風非害人者也，人之腠理密而精氣足者，豈以是而病哉！而不然者，則病斯起矣。以天地生生之具，反為人受害之物，恩極大而害亦廣矣。蓋風之體不一，而風之用有殊。春風自下而上，夏風橫行

空中，秋風自上而下，冬風刮地而行。

其方位也，則有四正四隅，此方位之合於四時八節也。立春起艮方，從東北隅而來，名之曰條風，八節各隨其方而起，常理也。如立春起坤方，謂之衝風，又謂之虛邪賊風，為其乘月建之虛，則其變也。

春初之風，則夾寒水之母氣；春末之風，則帶火熱之子氣；夏初之風，則木氣未盡，而炎火漸生；長夏之風，則挾暑氣、濕氣、木氣（未為木庫），大雨而後暴涼，則挾寒水之氣；久晴不雨，以其近秋也，而先行燥氣，是長夏之風，無所不兼，而人則無所不病矣。

初秋則挾濕氣，季秋則兼寒水之氣，所以報冬氣也。初冬猶兼燥金之氣，正冬則寒水本令，而季冬又報來春風木之氣，紙鳶起矣。

再由五運六氣而推，大運如甲己之歲，其風多兼濕氣；一年六氣中，客氣所加何氣，則風亦兼其氣而行令焉。然則五運六氣非風不行，風也者，六氣之帥也，諸病之領袖也，故曰：百病之長也。其數變也奈何？如夏日早南風，少移時則由西而北而東，方南風之時，則晴而熱，由北而東，則雨而寒矣。

四時皆有早暮之變，不若夏日之數而易見耳。夫夏日曰長曰化，以盛萬物也，而病亦因之而盛，《陰符》所謂害生於恩也。無論四時之風，皆帶涼氣者，木以水為母也；轉化轉熱者，木生火也；且其體無微不入，其用無處不有，學人誠能體察風之體用，而於六淫之病，思過半矣。

前人多守定一桂枝，以為治風之祖方；下此則以羌、防、柴、葛為治風之要藥，皆未體風之情，與《內經》之精義者也。桂枝湯在傷寒書內，所治之風，風兼寒者也，治風之變法也，若風之不兼寒者，則從《內經》風淫於內，治以辛涼，佐以苦甘，治風之正法也。以辛涼為正而甘溫為變者何？風者木也，辛涼者金氣，金能制木故也。風轉化轉熱，辛涼苦甘則化涼氣也。

‖ 醫書亦有經子史集論 ‖

儒書有經子史集，醫書亦有經子史集。《靈樞》、《素問》、《神農本經》、《難經》、《傷寒論》、《金匱玉函經》，為醫門之經；而諸家注論、治驗、類案、本草、方書等，則醫之子、史、集也。經細而子、史、集粗，經純而子、史、集

雜，理固然也。

學人必不可不尊經，不尊經則學無根柢，或流於異端；然尊經太過，死於句下，則為賢者過之，《孟子》所謂：盡信書，則不如無書也。

不肖者不知有經，仲景先師所謂：各承家技，終始順舊，省疾問病，務在口給，相對斯須，便處湯藥，自漢時而已然矣，遑問後世，此道之所以常不明而常不行也。

‖ 本論起銀翹散論 ‖

本論第一方用桂枝湯者，以初春餘寒之氣未消，雖曰風溫（係少陽之氣），少陽緊承厥陰，厥陰根乎寒水，初起惡寒之證尚多，故仍以桂枝為首，猶時文之領上文來脈也。本論方法之始，實始於銀翹散。

吳按：六氣播於四時，常理也。診病者，要知夏日亦有寒病，冬日亦為溫病，次年春夏尚有上年伏暑，錯綜變化，不可枚舉，全在測證的確。

本論凡例內云：除傷寒宗仲景法外，俾四時雜感，朗若列眉，後世學人，察證之時，若真知確見其為傷寒，無論何時，自當仍宗仲景；若真知六氣

中為何氣，非傷寒者，則於本論中求之。上焦篇辨傷寒溫暑疑似之間最詳。

‖ 本論粗具規模論 ‖

本論以前人信經太過（經謂熱病者，傷寒之類也。又以《傷寒論》為方法之祖，故前人遂於傷寒法中求溫熱，中行且犯此病），混六氣於一《傷寒論》中，治法悉用辛溫，其明者亦自覺不合，而未能自立模範。

瑭哀道之不明，人之不得其死，不自揣度而作是書，非與人爭名，亦毫無求勝前賢之私心也。至其序論採錄處，粗陳大略，未能細詳，如暑證中之大順散、冷香飲子、漿水散之類，俱未收錄。一以前人已有，不必屋上架屋，一以卷帙紛繁，作者既苦日力無多，觀者反畏繁而不覽，是以本論不過粗具三焦六淫之大概規模而已。惟望後之賢者，進而求之，引而伸之，斯遇者之大幸耳。

‖ 寒疫論 ‖

世多言寒疫者，究其病狀，則憎寒壯熱，頭痛

骨節煩疼，雖發熱而不甚渴，時行則裡巷之中，病俱相類，若役使者然；非若溫病之不甚頭痛骨痛而渴甚，故名曰寒疫耳。

蓋六氣寒水司天在泉，或五運寒水太過之歲，或六氣中加臨之客氣為寒水，不論四時，或有是證，其未化熱而惡寒之時，則用辛溫解肌；既化熱之後，如風溫證者，則用辛涼清熱，無二理也。

‖ 偽病名論 ‖

病有一定之名，近有古無今有之偽名，蓋因俗人不識本病之名而偽造者，因而亂治，以致誤人性命。如滯下、腸，便下膿血，古有之矣，今則反名曰痢疾。蓋利者，滑利之義，古稱自利者，皆泄瀉通利太過之證也。滯者，淤澀不通之象，二義正相反矣，然治法尚無大疵謬也。

至婦人陰挺、陰蝕、陰癢、陰菌等證，古有明文大抵多因於肝經鬱結，濕熱下注，浸淫而成，近日北人名之曰，歷考古文，並無是字，焉有是病！而治法則用一種惡劣婦人，以針刺之，或用細勾勾之，利刀割之，十割九死，哀哉！

其或間有一、二刀傷不重，去血不多，病本輕

微者，得癒，則恣索重謝。試思前陰乃腎之部，肝經蟠結之地，衝任督三脈由此而分走前後，豈可肆用刀勾之所。

甚則肝鬱脅痛，經閉寒熱等證，而亦名之曰，無形可割，則以大針針之。在婦人猶可藉口曰：婦人隱疾，以婦人治之。甚至數歲之男孩，痔瘡、疝、瘕、疳疾，外感之遺邪，總而名之曰，而針之，割之，更屬可惡。

在庸俗鄉愚，信而用之，猶可說也。竟有讀書明理之文人，而亦為之蠱惑，不亦怪哉！

又如暑月中惡腹痛，若霍亂而不得吐瀉，煩悶欲死，陰凝之痞證也，治以苦辛芳熱則癒，成霍亂則輕，論在中焦寒濕門中，乃今世相傳謂之痧證，又有絞腸痧，烏痧之名，遂至方書中亦有此等名目矣。

俗治以錢刮關節，使血氣一分一合，數分數合而陽氣行，行則通，通則痞開痛減而癒。但癒後周十二時不可飲水，飲水得陰氣之凝，則留邪在絡，遇寒或怒（動厥陰）則不時舉發，發則必刮痧也。是則痧固偽名，刮痧乃通陽之法，雖流俗之治，頗能救急，猶可也，但禁水甚難，最易留邪。

無奈近日以刮痧之法刮溫病，夫溫病陽邪也，亂則通陽太急，陰液立見消亡，雖後來醫治得法，

百無一生。吾新見有瘛而死者，有癢不可忍而死者，庸俗之習，牢不可破，豈不哀哉！

此外偽名妄治頗多，茲特舉其尤者耳，若時醫隨口捏造偽名，南北皆有，不勝指屈矣。嗚呼！名不正，必害於事，學人可不察乎！

‖ 溫病起手太陰論 ‖

四時溫病，多似傷寒；傷寒起足太陽，今謂溫病起手太陰，何以手太陰亦主外感乎？手太陰之見證，何以大略似足太陽乎？手足有上下之分，陰陽有反正之義，庸可混乎！

《素問・平人氣象論》曰：臟真高於肺，以行營衛陰陽也。《傷寒論》中，分營分衛，言陰言陽，以外感初起，必由衛而營，由陽而陰。足太陽如人家大門，由外以統內，主營衛陰陽；手太陰為華蓋，三才之天，由上以統下，亦由外以包內，亦主營衛陰陽，故大略相同也。

大雖同而細終異，異者何？如太陽之竅主出，太陰之竅兼主出入；太陽之竅開於下，太陰之竅開於上之類，學人須於同中求異，異中驗同，同異互參，真詮自見。

‖ 燥氣論 ‖

　　前三焦篇所序之燥氣，皆言化熱傷津之證，治以辛甘微涼（金必剋木，木受剋，則子為母復仇，火來勝復矣）未及寒化。蓋燥氣寒化，乃燥氣之正，《素問》謂「陽明所至為清勁」是也。《素問》又謂「燥急而澤」（土為金母，水為金子也）本論多類及於寒濕伏暑門中，如腹痛嘔吐之類，經謂「燥淫所勝，民病善嘔，心脅痛不能轉側」者是也。治以苦溫，《內經》治燥之正法也。

　　前人有六氣之中，惟燥不為病之說。蓋以燥統於寒（吳氏《素問》注云：寒統燥濕，暑統風火，故云寒暑六入也），而近於寒，凡是燥病，只以為寒，而不知其為燥也。合六氣而觀之，餘俱主生，獨燥主殺，豈不為病者乎！細讀《素問》自知。

　　再前三篇原為溫病而設，而類及於暑溫、濕溫，其於伏暑、濕溫門中，尤必三致意者，蓋以秋日濕踞於內，新涼燥氣加於外，燥濕兼至，最難界限清楚，稍不確當，其敗壞不可勝言。經謂粗工治病，濕證未已，燥證復起，蓋謂此也（濕有兼熱兼寒，暑有兼風兼燥，燥有寒化熱化。先將暑濕燥分

開，再將寒熱辨明、自有準的）。

‖ 外感總數論 ‖

天以六氣生萬物，其錯綜變化無形之妙用，愚者未易窺測，而人之受病，即從此而來。近人止知六氣太過曰六淫之邪，《內經》亦未窮極其變。夫六氣傷人，豈界限清楚毫無兼氣也哉！以六乘六，蓋三十六病也。

夫天地大道之數，無不始於一，而成於三，如一三為三，三三如九，九九八十一，而黃鍾始備。六氣為病，必再以三十六數，乘三十六，得一千二百九十六條，而外感之數始窮。

此中猶不兼內傷，若兼內傷，則靡可紀極矣。嗚呼！近人凡見外感，主以一柴葛解肌湯，豈不謬哉！

‖ 治病法論 ‖

治外感如將（兵貴神速，機圓法活，去邪務盡，善後務細，蓋早平一日，則人少受一日之害）；治內傷如相（坐鎮從容，神機默運，無功可

言，無德可見，而人登壽域）。

治上焦如羽（非輕不舉）；治中焦如衡（非平
不安）；治下焦如權（非重不沉）。

‖ 吳又可溫病禁黃連論 ‖

唐宋以來，治溫熱病者，初用辛溫發表，見病
不為藥衰，則恣用苦寒，大隊芩、連、知、柏，愈
服愈燥，河間且犯此弊。蓋苦先入心，其化以燥，
燥氣化火，反見齒板黑，舌短黑，唇裂黑之象，火
極而似水也。

吳又可非之誠是，但又不識苦寒化燥之理，以
為黃連守而不走，大黃走而不守。夫黃連不可輕
用，大黃與黃連同一苦寒藥，迅利於黃連百倍，反
可輕用哉？

余用普濟消毒飲於溫病初起，必去芩、連，畏
其入裡而犯中下焦也。於應用芩、連方內，必大隊
甘寒以監之，但令清熱化陰不令化燥。

如陽亢不寐，火腑不通等證，於酒客便溏頻數
者，則重用之。濕溫門則不惟不忌芩連，仍重賴
之，蓋欲其化燥也。語云：「藥用當而通神」，醫
者之於藥，何好何惡，惟當之是求。

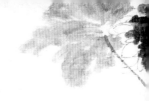

‖ 風溫、溫熱氣復論 ‖

仲景謂腰以上腫當發汗，腰以下腫當利小便，蓋指濕家風水、皮水之腫而言。又謂無水虛腫，當發其汗，蓋指陽氣閉結而陰不虛者言也。若溫熱大傷陰氣之後，由陰精損及陽氣，瘥後陽氣暴復，陰尚虧歉之至，豈可發汗利小便哉！

吳又可於氣復條下，謂血乃氣之依歸，氣先血而生，無所依歸，故暫浮腫，但靜養節飲食自癒。余見世人每遇浮腫，便於淡滲利小便方法，豈不畏津液消亡而成三消證，快利津液為肺癰肺痿證，與陰虛、咳嗽身熱之勞損證哉！

余治是證，悉用復脈湯，重加甘草，只補其未足之陰，以配其已復之陽，而腫自消。

千治千得，無少差謬，敢以告後之治溫熱氣復者。暑溫、濕溫不在此例。

‖ 治血論 ‖

人之血，即天地之水也，在卦為坎（坎為血卦）治水者不求之水之所以治，而但曰治水，吾未

見其能治也。

蓋善治水者，不治水而治氣。坎之上下兩陰爻，水也；坎之中陽，氣也；其原分自乾之中陽，乾之上下兩陽，臣與民也；乾之中陽，在上為君，在下為師；天下有君師各行其道於天下，而彝倫不敘者乎？天下有彝倫攸敘，而水不治者乎？此《洪範》所以歸本皇極，而與《禹貢》相為表裡者也。故善治血者，不求之有形之血，而求之無形之氣。

蓋陽能統陰，陰不能統陽；氣能生血，血不能生氣。至於治之之法，上焦之血，責之肺氣，或心氣；中焦之血，責之胃氣，或脾氣；下焦之血，責之肝氣、腎氣、八脈之氣。

治水與血之法，間亦有用通者，開支河也；有用塞者，崇堤防也。然皆已病之後，不得不與治其末；而非未病之先，專治其本之道也。

‖ 九竅論 ‖

人身九竅，上竅七，下竅二，上竅為陽，下竅為陰，盡人而知之也。其中陰陽奇偶生成之妙諦，《內經》未言，茲特補而論之。

陽竅反用偶，陰竅反用奇。上竅統為陽，耳目

視聽，其氣清為陽；鼻嗅口食，其氣濁則陰也。耳聽無形之聲，為上竅陽中之至陽，中虛而形縱，兩開相離甚遠。目視有形之色，為上竅陽中之陰，中實而橫，兩開相離較近。鼻嗅無形之氣，為上竅陰中之陽，虛而形縱，雖亦兩竅，外則仍統於一。口食有形之五味，為上竅陰中之陰，中又虛又實，有出有納，而形橫，外雖一竅，而中仍二。合上竅觀之，陽者偏，陰者正，土居中位也；陽者縱，陰者橫，縱走氣，而橫走血，血陰而氣陽也。雖曰七竅，實則八也。陽竅外陽（七數）而內陰（八數），外奇而內偶，陽生於七，成於八也。

生數，陽也；成數，陰也。陽竅用成數，七、八成數也。下竅能生化之前陰，陰中之陽也；外雖一竅而內實二，陽竅用偶也。後陰但主出濁，為陰中之至陰，內外皆一而已，陰竅用奇也。合下竅觀之，雖曰二竅，暗則三也。

陰竅外陰（二數）而內陽（三數），外偶而內奇；陰竅用生數，二、三生數也。上竅明七，陽也；暗八，陰也。下竅明二，陰也；暗三，陽也。合上下竅而論之，明九，暗十一，十一者，一也；九為老，一為少，老成而少生也。

九為陽數之終，一為陽數之始，始終上下，一

陽氣之循環也。開竅者運陽氣也。妙諦無窮，一互字而已。但互中之互，最為難識，余嘗嘆曰：修身者，是字難，格致者，互字難。

‖ 形體論 ‖

《內經》之論形體，頭足腹背，經絡臟腑，詳矣，而獨未總論夫形體之大綱，不揣鄙陋補之。

人之形體，頂天立地，端直以長，不偏不倚，木之象也。在天為元，在五常為仁，是天以仁付之人也，故使其體直，而麟鳳龜龍之屬莫與焉。孔子曰：人之生也直，罔之生也幸而免，蓬筱戚施，直之對也。程子謂生理本直，味本字之義。蓋言天以本直之理，生此端直之形，人自當行公直之行也，人之形體，無鱗介毛羽，謂之 蟲。 者，土也。土主信，是地以信付之人也。人之受天之仁，受地之信，備健順五常之德，而有精、神、魂、魄、心、意、志、思、智、慮，以行孝、悌、忠、信，以期不負天地付畀之重，自別麟鳳龜龍之屬。故孟子曰：萬物皆備於我矣。又曰：惟聖人然後可以踐形。

《孝經》曰：天地之道，人為貴。人可不識人之形體以為生哉！醫可不識人之形體以為治哉！

解產難

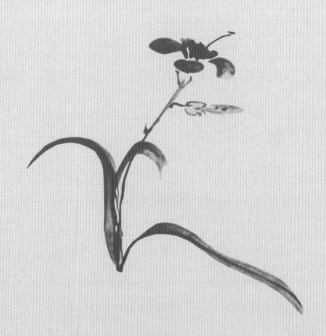

‖ 解產難題詞 ‖

天地化生萬物，人為至貴，四海之大，林林總總，孰非母產。然則母之產子也，得天地、四時、日月、水火自然之氣化，而亦有難云乎哉？曰：人為之也。產後偶有疾病，不能不有賴於醫。無如醫者不識病，亦不識藥；而又相沿故習，偽立病名；或有成法可守者而不守，或無成法可守者，而妄生議論；或固執古人一偏之論，而不知所變通；種種遺患，不可以更仆數。

夫以不識之藥，處於不識之病，有不死之理乎？其死也，病家不知其所以然，死者更不知其所以然，而醫者亦復不知其所以然，嗚呼冤哉！瑭目擊神傷，作解產難。

‖ 產後總論 ‖

產後治法，前人頗多，非如溫病混入傷寒論中，毫無尺度者也。奈前人亦不無間有偏見，且散見於諸書之中，今人讀書不能搜求揀擇，以致因陋就簡，相習成風。茲特指出路頭，學人隨其所指而

進步焉，當不岐於路矣。

本論不及備錄，古法之闕略者補之，偏勝者論之，流俗之壞亂者正之，治驗之可者表之。

‖ 產後三大證論一 ‖

產後驚風之說，由來已久，方中行先生駁之最詳，茲不復議。《金匱》謂新產婦人有三病：一者病痙，二者病鬱冒，三者大便難。

新產血虛，多汗出，喜中風，故令人病痙；亡血復汗，故令鬱冒，亡津液胃燥，故大便難。產婦鬱冒，其脈微弱，嘔不能食，大便反堅，但頭汗出，所以然者，血虛而厥，厥而必冒，冒家欲解，必大汗出，以血虛下厥，孤陽上出，故頭汗出。所以產婦喜汗出者，亡陰血虛，陽氣獨盛，故當汗出，陰陽乃復。

大便堅，嘔不能食，小柴胡湯主之。病解能食，七、八日復發熱者，此為胃實，大承氣湯主之。按此論乃產後大勢之全體也，而方則為汗出中風一偏之證而設。

故沈目南謂仲景本意，發明產後氣血雖虛，然有實證，即當治實，不可顧慮其虛，反致病劇也。

‖ 產後三大證論二 ‖

按產後亦有不因中風，而本臟自病鬱冒、痙厥、大便難三大證者。蓋血虛則厥，陽孤則冒，液短則大便難。冒者汗者，脈多洪大而芤；痙者厥者，脈則弦數，葉氏謂之肝風內動，余每用三甲復脈，大小定風珠及專翁大生膏而癒（**方法注論悉載下焦篇**），淺深次第，臨時斟酌。

‖ 產後三大證論三 ‖

《心典》云：「血虛汗出，筋脈失養，風入而益其勁，此筋病也；亡陰血虛，陽氣遂厥，而寒復鬱之，則頭眩而目瞀，此神病也；胃藏津液而灌溉諸陽，亡津液胃燥，則大腸失其潤而大便難，此液病也。三者不同，其為亡血傷津則一，故皆為產後所有之病」。即此推之，凡產後血虛諸證，可心領而神會矣。

按以上三大證，皆可用三甲復脈、大小定風珠、專翁膏主之。蓋此六方，皆能潤筋，皆能守神，皆能增液故也，但有淺深次第之不同耳。產後

無他病，但大便難者，可與增液湯（方注並見中焦篇溫熱門）。以上七方，產後血虛液短，雖微有外感，或外感已去大半，邪少虛多者，便可選用，不必俟外感盡淨而後用之也。再產後誤用風藥，誤用辛溫剛燥，致令津液受傷者，並可以前七方斟酌救之。余製此七方，實從《金匱》原文體會而來，用之無不應手而效，故敢以告來者。

‖ 產後瘀血論 ‖

張石頑云：「產後元氣虧損，惡露乘虛上攻，眼花頭眩，或心下滿悶，神昏口噤，或痰涎壅盛者，急用熱童便主之。或血下多而暈，或神昏煩亂，芎歸湯加人參、澤蘭、童便，兼補而散之（此條極須斟酌，血下多而暈，血虛可知，豈有再用芎、歸、澤蘭辛竄走血中氣分之品，以益其虛哉！其方全賴人參固之，然人參在今日，值重難辦，方既不善，人參又不易得，莫若用三甲復脈、大小定風珠之為癒也，明者悟之）。

又敗血上衝有三：或歌舞談笑，或怒罵坐臥，甚則逾牆上屋，此敗血衝心多死，用花蕊石散，或琥珀黑龍丹，如雖悶亂，不至癲狂者，失笑散加鬱

金；若飽悶嘔惡腹滿脹痛者，此敗血衝胃，五積散或平胃加薑、桂、不應，送來復丹，嘔逆復脹，血化為水者，《金匱》下瘀血湯；若面赤嘔逆欲死，或喘急者，此敗血衝肺，人參、蘇木，甚則加芒硝湯蕩滌之。大抵衝心者，十難救一，衝胃者五死五生，衝肺者十全一、二。又產後口鼻起黑色而鼻衄者，是胃氣虛敗而血滯也，急用人參蘇木，稍遲不救。」

愚按產後原有瘀血上衝等證，張氏論之詳矣。產後瘀血實證，必有腹痛拒按情形，如果痛處拒按，輕者用生化湯，重者用回生丹最妙。

蓋回生丹以醋煮大黃，約入病所而不傷他臟，內多飛走有情食血之蟲，又有人參護正，何瘀不破，何正能傷。近見產婦腹痛，醫者並不問拒按喜按，一概以生化湯從事，甚至病家亦不延醫，每至產後，必服生化湯十數帖，成陰虛勞病，可勝悼哉！

余見古本《達生篇》中，生化湯方下注云：專治產後瘀血腹痛、兒枕痛，能化瘀生新也。方與病對，確有所據。近日刻本，直云：「治產後諸病」，甚至有注「產下即服者」，不通已極，可惡可恨。再《達生篇》一書，大要教人靜鎮，待造化之自然，妙不可言，而所用方藥，則未可盡信，如

達生湯下，「懷孕九月後服，多服尤妙」，所謂天下本無事，庸人自憂之矣。豈有不問孕婦之身體脈象，一概投藥之理乎？

假如沉澀之脈，服達生湯則可，若流利洪滑之脈，血中之氣本旺，血分溫暖，何可再用辛走氣乎？必致產後下血過多而成痙厥矣。如此等不通之語，辨之不勝其辨，可為長太息也！

‖ 產後宜補宜瀉論 ‖

朱丹溪云：「產後當大補氣血，即有雜病，從末治之；一切病多是血虛，皆不可發表。」

張景岳云：「產後既有表邪，不得不解；既有火邪，不得不清，既有內傷停滯，不得不開通消導；不可偏執。

如產後外感風寒，頭痛身熱，便實中滿，脈緊數洪大有力，此表邪實病也。又火盛者，必熱渴躁煩，或便結腹脹，口鼻舌焦黑，酷喜冷凍飲料，眼眵尿痛，溺赤，脈洪滑，此內熱實病也。又或因產過食，致停蓄不散，此內傷實病也。又或鬱怒動肝，胸脅脹痛，大便不利，脈弦滑，此氣逆實病也。又或惡露未盡，瘀血上衝，心腹脹滿，疼痛拒

按，大便難，小便利，此血逆實證也。遇此等實證，若用大補，是養虎為患，誤矣。」

愚按二子之說，各有見地，不可偏廢，亦不可偏聽。如丹溪謂產後不可發表，仲景先師原有亡血禁汗之條，蓋汗之則痙也。產後氣血誠虛，不可不補，然雜證一概置之不問，則亦不可，張氏駁之，誠是。但治產後之實證，自有妙法，妙法為何？手揮目送是也。手下所治係實證，目中心中意中注定是產後。識證真，對病確，一擊而罷；治上不犯中，治中不犯下，目中清楚，指下清楚，筆下再清楚，治產後之能事畢矣。

如外感自上焦而來，固云治上不犯中，然藥反不可過輕，須用多備少服法，中病即已，外感已即復其虛，所謂無糧之兵，貴在速戰；若畏產後虛怯，用藥過輕，延至三、四日後，反不能勝藥矣。

余治產後溫暑，每用此法。如腹痛拒按則化瘀，喜按即補絡，快如轉丸，總要醫者平日用功參悟古書，臨證不可有絲毫成見而已。

‖ 產後六氣為病論 ‖

產後六氣為病，除傷寒遵仲景師外（孕婦傷

寒，後人有六合湯法），當於前三焦篇中求之。斟酌輕重，或速去其邪，所謂無糧之師，貴在速戰者是也。或兼護其虛，一面扶正，一面驅邪。大抵初起以速清為要，重證亦必用攻。

余治黃氏溫熱，妊娠七月，胎已欲動，大實大熱，目突舌爛，乃前醫過於瞻顧所致，用大承氣一服，熱退胎安，今所生子二十一歲矣。如果六氣與痙瘈瘲之因，瞭然心目，俗傳產後驚風之說可息矣。

‖ 產後不可用白芍辨 ‖

朱丹溪謂產後不可用白芍，恐伐生生之氣，則大謬不然，但視其為虛寒虛熱耳。若係虛寒，雖非產後，亦不可用；如仲景有桂枝湯去芍藥法，小青龍去芍藥法。若係虛熱，必宜用之收陰。後世不善讀書者，古人良法不知守，此等偏謬處，偏牢記在心，誤盡大事，可發一嘆。

按白芍花開春末夏初，稟厥陰風木之全體，得少陰君火之氣化，炎上作苦，故氣味苦平（《本經》芍藥並無酸字，但云苦平無毒，酸字後世妄加者也）。主治邪氣腹痛，除血痺，破堅積，寒熱疝

痕，止痛，利小便，益氣，豈伐生生之氣者乎？使伐生氣，仲景小建中湯，補諸虛不足而以之為君乎？張隱庵《本草崇原》中論之最詳。

‖ 產後誤用歸芎亦能致瘀瘕論 ‖

當歸、川芎，為產後要藥，然惟血寒而滯者為宜，若血虛而熱者斷不可用。蓋當歸秋分始開花，得燥金辛烈之氣，香竄異常，甚於麻、辛，不過麻、辛無汁而味薄，當歸多汁而味濃耳。用之得當，功力最速，用之不當，為害亦不淺。如亡血液虧，孤陽上冒等證，而欲望其補血，不亦愚哉！

蓋當歸止能運血，裒多益寡，急走善竄，不能靜守，誤服致瘀瘕，瘀瘕甚則脫。川芎有車輪紋，其性更急於當歸，蓋物性之偏長於通者，必不長於守也。世人不改用白芍，而恣用當歸、川芎，何其顛倒哉！

‖ 產後當究奇經論 ‖

產後虛在八脈，孫真人創論於前，葉天士暢明於後，婦科所當首識者也。蓋八脈麗於肝腎，如樹

木之有本也；陰陽交媾，胎前產後，生生化化，全賴乎此。古語云：醫道通乎仙道者，此其大門也。

‖ 下死胎不可拘執論 ‖

死胎不下，不可拘執成方而悉用通法，當求其不下之故，參之臨時所現之證若何，補偏救弊，而胎自下也。余治一婦，死胎不下二日矣，診其脈則洪大而芤，問其證則大汗不止，精神恍惚欲脫。

余曰：此心氣太虛，不能固胎，不問胎死與否，先固心氣，用救逆湯加人參，煮三杯，服一杯而汗斂，服二杯而神清氣寧，三杯未服而死胎下矣。下後補肝腎之陰，以配心陽之用而癒。若執成方而用平胃、朴硝，有生理乎？

‖ 催生不可拘執論 ‖

催生亦不可拘執一轍，陽虛者補陽，陰損者翕陰，血滯者通血。余治一婦素日脈遲，而有癥瘕寒積厥痛，余用通補八脈大劑丸料，服半載而成胎，產時五日不下，是夕方延余診視。

余視其面青，診其脈再至，用安邊桂五錢，加

入溫經補氣之品，作三杯，服二杯而生矣，亦未曾服第三杯也。次日診其脈澀，腹痛甚拒按，仍令其服第三杯，又減其製，用一帖，下癥塊長七、八寸，寬二三寸，其人腹中塊本有二枚，茲下其一，不敢再通矣。仍用溫通八脈由漸而癒。其他治驗甚多，略舉一、二，以見門徑耳。

‖ 產後當補心氣論 ‖

產後心虛一證，最為吃緊。蓋小兒稟父之腎氣、母之心氣而成，胞宮之脈，上繫心包，產後心氣十有九虛，故產後補心氣亦大扼要。再水火各自為用，互相為體，產後腎液虛，則心體亦虛，補腎陰以配心陽，取坎填離法也。

余每於產後驚悸脈芤者，用加味大定風珠，獲效多矣（方見溫熱下焦篇，即大定風珠，加人參、龍骨、浮小麥、茯神者）。產後一切外感。當於本論三焦篇中求之，再細參葉案則備矣。

‖ 產後虛寒虛熱分別論治論 ‖

產後虛熱，前則有三甲復脈三方，大小定風珠

二方，專翕膏一方，增液湯一方。三甲、增液，原為溫病善後而設；定風珠、專翕膏，則為產後虛損，無力服人參而設者也。

古人謂產後不怕虛寒，單怕虛熱。蓋溫經之藥，多能補虛，而補虛之品，難以清熱也。故本論詳立補陰七法，所以補丹溪之未備。又立通補奇經丸，為下焦虛寒而設。又立天根月窟膏，為產後及勞傷下焦陰陽兩傷而設也，乃從陽補陰，從陰補陽互法，所謂天根月窟間來往，三十六宮都是春也。

‖ 保胎論一 ‖

每殞胎五、六月者，責之中焦不能蔭胎，宜平日常服小建中湯。

下焦不足者，天根月窟膏，蒸動命門真火，上蒸脾陽，下固八脈，真精充足，自能固胎矣。

‖ 保胎論二 ‖

每殞胎必三月者，肝虛而熱，古人主以桑寄生湯。夫寄生臨時保胎，多有鞭長莫及之患，且方中重用人參合天冬，豈盡人而能用者哉！莫若平時長

服二十四味專翁膏（方見下焦篇秋燥門），輕者一料，即能大生，重者兩料（滑過三、四次者），永不墮胎。每一料得乾丸藥二十斤，每日早中晚服三次，每次三錢，約服一年。必須戒房事。毋令速速成胎方妙。

蓋肝熱者成胎甚易，虛者又不能保，速成速墮，速墮速成，嘗見一年內二、三次墮者，不死不休，仍未曾育一子也。專翁純靜，翁攝陽動之太過（肝虛熱易成易墮，豈非動之太過乎），藥用有情者半，以補下焦精血之損；以洋參數斤代人參，九製以去其苦寒之性，煉九日以合其純一之體，約費不過三、四錢人參之價可辦矣。

愚製二十一味專翁膏，原為產後亡血過多，虛不肯復，痙厥心悸等證而設，後加鹿茸、桑寄生、天冬三味，保三月殞胎三、四次者，獲效多矣，故敢以告來者。

● 通補奇經丸方（甘鹹微辛法）

鹿茸八兩，力不能者以嫩毛角代之　紫石英生研極細，二兩　龜板炙，四兩　枸杞子四兩　當歸炒黑，四兩　肉蓯蓉六兩　小茴香炒黑，四兩　鹿角膠六兩　沙苑蒺藜二兩　補骨脂四兩　人參力

綿者以九製洋參代之，人參用二兩，洋參用四兩
杜仲二兩

　　上為極細末，煉蜜為丸，小梧子大，每服二錢
漸加至三錢。

　　大便溏者加蓮子、芡實、牡蠣各四兩，以蒺
藜、洋參熬膏法丸。淋帶者加桑螵蛸、菟絲子各四
兩。癥瘕久聚少腹痛者，去補骨、蒺藜、杜仲，加
肉桂、丁香各二兩。

●天根月窟膏方（酸苦鹹微辛法，陰陽兩補、通守兼施復法也）

　　鹿茸一斤　烏骨雞一對　鮑魚二斤　鹿角膠一
斤　雞子黃十六枚　海參二斤　龜板二斤　羊腰子
十六枚　桑螵蛸一斤　烏賊骨一斤　茯苓二斤　牡
蠣二斤　洋參三斤　菟絲子一斤　龍骨二斤　蓮子
三斤　桂元肉一斤　熟地四斤　沙苑蒺藜二斤　白
芍二斤　芡實二斤　歸身一斤　小茴香一斤　補骨脂
二斤　拘杞子二斤　肉蓯蓉二斤　萸肉一斤　紫石
英一斤　生杜仲一斤　牛膝一斤　萆薢一斤　白蜜三
斤

　　上三十二味，熬如專翕膏法。用銅鍋四口，以
有情歸有情者二，無情歸無情者二，文火次第煎煉

取汁，另入一淨鍋內，細煉九晝夜成膏；後下膠、蜜，以方中有粉無汁之茯苓、蓮子、芡實、牡蠣、龍骨、鹿茸、白芍、烏賊骨八味為極細末，和前膏為丸梧子大。每服三錢，日三服。

此方治下焦陰陽兩傷，八脈告損，急不能復，胃氣尚健（胃弱者不可與，恐不能傳化重濁之藥也），無濕熱證者；男子遺精滑泄，精寒無子，腰膝酸痛之屬腎虛者（以上數條，有濕熱皆不可服也）；老年體瘦痹中，頭暈耳鳴，左肢麻痹，緩縱不收，屬下焦陰陽兩虛者（以上諸證有單屬下焦陰虛者，宜專翕膏，不宜此方）；婦人產後下虧，淋帶癥瘕，胞宮虛寒無子，數數殞胎，或少年生育過多，年老腰膝尻胯酸痛者。

解兒難

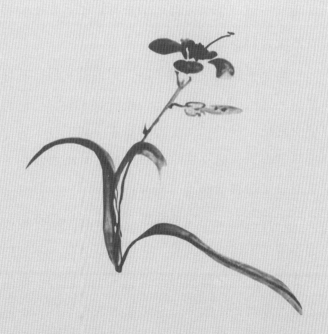

‖ 解兒難題詞 ‖

　　兒曷為乎有難？曰：天時人事為之也，難於天者一，難於人者二。

　　天之大德曰生，曷為乎難兒也？曰：天不能不以陰陽五行化生萬物；五行之運，不能不少有所偏，在天原所以相制，在兒任其氣則生，不任其氣則難，雖天亦莫可如何也？此兒之難於天者也。

　　其難於人者奈何？曰：一難於兒之父母，一難於庸陋之醫。天下之兒皆天下父母所生，天下父母有不欲其兒之生者乎？

　　曷為乎難於父母耶？曰：即難於父母欲其兒之生也。父母曰：人生於溫，死於寒。故父母惟恐其兒之寒也。父母曰：人以食為天，飢則死。故父母惟恐其兒之飢也。天下之兒，得全其生者此也；天下之兒，或受其難者，亦此也。

　　諺有之曰：小兒無凍餓之患，有飽暖之災。此發乎情，不能止乎義禮，止知以慈為慈，不知以不慈為慈，此兒之難於父母者也。天下之醫，操生人之術，未有不欲天下之兒之生，未有不利天下之兒之生，天下之兒之難，未有不賴天下之醫之有以生

之也。然則醫也者，所以補天與父母之不逮以生兒者也，曷為乎天下之兒。難於天下之醫也？

曰：天下若無醫，則天下之兒難猶少，且難於天與父母無怨也。人受生於天與父母，即難於天與父母，又何怨乎？自天下之醫愈多，斯天下之兒難愈廣，以受生於天於父母之兒，而難於天下之醫，能無怨乎？

曷為乎醫愈多，而兒之難愈廣也？

曰：醫也者，順天之時，測氣之偏，適人之情，體物之理，名也，物也，象也，數也，無所不通，而受之以謙，而後可以言醫，尤必上與天地呼吸相通，下與小兒呼吸相通，而守之以誠，而後可以為醫。奈何挾生人之名，為利己之術，不求歲氣，不畏天和，統舉四時，率投三法，毫無知識，囿於見聞，並不知察色之謂何，聞聲之謂何，朝微夕甚之謂之何，或輕或重之謂何，甚至一方之中，外自太陽，內至厥陰，既與發表，又與攻裡，且堅執小兒純陽之說，無論何氣使然，一以寒涼為準，無論何邪為病，一以攻伐為先，謬造驚風之說，惑世誣民；妄為疳疾之丸，戕生伐性；天下之兒之難，寧有終窮乎？前代賢醫，歷有辨難，而未成書？瑭雖不才，願解兒難。

‖ 兒科總論 ‖

古稱難治者，莫如小兒，名之曰啞科。以其疾痛煩苦，不能自達；且其臟腑薄，藩籬疏，易於傳變；肌膚嫩，神氣怯，易於感觸；其用藥也，稍呆則滯，稍重則傷，稍不對證，則莫知其鄉，捉風捕影，轉救轉劇，轉去轉遠；惟較之成人，無七情六欲之傷，外不過六淫，內不過飲食胎毒而已。

然不精於方脈婦科，透徹生化之源者，斷不能作兒科也。

‖ 俗傳兒科為純陽辨 ‖

古稱小兒純陽，此丹灶家言，謂其未曾破身耳，非盛陽之謂。小兒稚陽未充，稚陰未長者也。

男子生於七，成於八；故八月生乳牙，少有知識；八歲換食牙，漸開智慧；十六而精通，可以有子；三八二十四歲真牙生（俗謂盡根牙）而精足，筋骨堅強，可以任事，蓋陰氣長而陽亦充矣。

女子生於八，成於七；故七月生乳牙，知提攜；七歲換食牙，知識開，不令與男子同席；

二七十四而天癸至；三七二十一歲而真牙生，陰始足，陰足而陽充也，命之嫁。

小兒豈盛陽者哉！俗謂女子知識恆早於男子者，陽進陰退故也。

‖ 兒科用藥論 ‖

世人以小兒為純陽也，故重用苦寒。夫苦寒藥，兒科之大禁也。丹溪謂產婦用白芍，伐生生之氣，不知兒科用苦寒，最伐生生之氣也。

小兒，春令也，東方也，木德也，其味酸甘，酸味人或知之，甘則人多不識。蓋弦脈者，木脈也，經謂弦無胃氣者死。胃氣者，甘味也，木離土則死，再驗之木實，則更知其所以然矣，木實惟初春之梅子，酸多甘少，其他皆甘少酸少者也。

故調小兒之味，宜甘多酸少，如錢仲陽之六味丸是也。苦寒之所以不可輕用者何？炎上作苦，萬物見火而化，苦能滲濕。

人， 蟲也，體屬濕土，濕淫固為人害，人無濕則死。故濕重者肥，濕少者瘦；小兒之濕可盡滲哉！在用藥者以為瀉火，不知愈瀉愈瘦，愈化愈燥。苦先入心，其化以燥也，而且重伐胃汁，直致

痙厥而死者有之。

小兒之火,惟壯火可減;若少火則所賴以生
者,何可恣用苦寒以清之哉!故存陰退熱為第一妙
法,存陰退熱,莫過六味之酸甘化陰也。惟濕溫門
中,與辛淡合用,燥火則不可也。

余前序溫熱,雖在大人,凡用苦寒,必多用甘
寒監之,惟酒客不禁。

‖ 兒科風藥禁 ‖

近日行方脈者,無論四時所感為何氣,一概
羌、防、柴、葛。不知仲景先師,有風家禁汗,亡
血家禁汗,濕家禁汗,瘡家禁汗四條,皆為其血虛
致痙也。然則小兒痙病,多半為醫所造,皆不識六
氣之故。

‖ 痙因質疑 ‖

痙病之因,《素問》曰:「諸痙項強,皆屬於
濕。」此濕字,大有可疑,蓋風字誤傳為濕字也。
余少讀方中行先生《痙書》,一生治病,留心痙
證,覺六氣皆能致痙。風為百病之長,六氣莫不由

風而傷人，所有痙病現證，皆風木剛強屈伽之象。濕性下行而柔，木性上行而剛；單一濕字，似難包得諸痙。且濕字與項強字即不對，中行《痙書》一十八條，除引《素問》《千金》二條，餘十六條內，脈二條，證十四條，俱無濕字證據。

如脈二條：一曰：痙夫脈按之緊如弦，直上下行；二曰：《脈經》云：痙家，其脈伏堅，直上下。皆風木之象，濕之反面也。

餘十四條：風痙致痙居其十，風家禁下一條，瘡家禁汗一條，新產亡血二條，皆無所謂濕也者。即《千金》一條，曰：太陽中風，重感於寒，濕則變痙也。上下文義不續，亦不可以為據。中行注云：痙，自《素問》以來，其見於《傷寒論》者，乃叔和所述《金匱》之略也；《千金》雖有此言，未見其精悉。可見中行亦疑之。

且《千金》一書，雜亂無章，多有後人羼雜，難以為據。《靈樞》《素問》二書，非神聖不能道，然多述於戰國漢人之筆，可信者十之八、九，其不可信者一、二；如其中多有後世官名地名，豈軒岐逆料後世之語，而先言之哉？且代遠年湮，不無脫簡錯誤之處。瑭學術淺陋，不敢信此濕字，亦不敢直斷其非，闕疑以俟來者。

‖ 濕痙或問 ‖

　　或問子疑《素問》痙因於濕，而又謂六淫之邪皆能致痙，亦復有濕痙一條，豈不自相矛盾乎？

　　曰：吾所疑者諸字皆字，似濕之一字，不能包括諸痙，惟風可以該括，一也；再者濕性柔，不能致強，初起之濕痙，必兼風而後成也。且俗名痙為驚風，原有急慢二條。

　　所謂急者，一感即痙，先痙而後病；所謂慢者，病久而致痙者也。一感即痙者，只要認證真，用藥確，一二帖即癒，易治也。病久而痙者，非傷脾陽，肝木來乘；即傷胃汁肝陰，肝風鴟張，一虛寒，一虛熱，為難治也。

　　吾見濕因致痙，先病後痙者多，如夏月小兒暑濕泄瀉暴注，一晝夜百數十行，下多亡陰，肝乘致痙之類，霍亂最能致痙，皆先病後痙者也。當合之雜說中《風論》一條參看。以卒得痙病而論，風為百病之長，六淫之邪，皆因風而入。以久病致痙而論，其強直背反瘈瘲之狀，皆肝風內動為之也。似風之一字。可以包得諸痙。要知痙者筋病也，知痙之為筋病，思過半矣。

‖ 痙有寒熱虛實四大綱論 ‖

六淫致痙，實證也；產婦亡血，病久致痙，風家誤下，溫病誤汗，瘡家發汗者，虛痙也。風寒、風濕致痙者，寒證也；風溫、風熱、風暑、燥火致痙者，熱痙也（按此皆瘈瘲證屬火，後世統謂之痙矣，後另有論）。俗稱慢脾風者，虛寒痙也；本論後述本臟自病者，虛熱痙也（亦係瘈瘲證）

‖ 小兒痙病瘈瘲病共有九大綱論 ‖

● 寒痙

仲景先師所述方法具在，但須對證細加尋繹，如所云太陽證體強，几几然，脈沉遲之類，有汗為柔痙，為風多寒少，而用桂枝湯加法；無汗為剛痙，為寒痙，而用葛根湯，湯內有麻黃，乃不以桂枝立名，亦不以麻黃立名者，以其病已至陽明也。諸如此類，須平時熟讀其書，臨時再加謹慎，手下自有準的矣。

風寒咳嗽致痙者，用杏蘇散辛溫例，自當附入

寒門。

● 風溫痙

（按此即瘈瘲證，少陽之氣為之也，下溫熱、暑溫、秋燥，皆同此例）

乃風之正令，陽氣發泄之候，君火主氣之時，宜用辛涼正法。輕者用辛涼輕劑，重者用辛涼重劑，如本論上焦篇銀翹散、白虎湯之類；傷津液者加甘涼，如銀翹加生地、麥冬，玉女煎以白虎合冬、地之類；神昏譫語，兼用芳香以開膻中，如清宮湯、牛黃丸、紫雪丹之類；癒後用六味、三才、復脈輩，以復其喪失之津液。

風溫咳嗽致痙者，用桑菊飲（方見上焦篇）、銀翹散辛涼例，與風寒咳嗽迥別，斷不可一概用杏蘇辛溫也。

● 溫熱痙

（即六淫之火氣，消爍真陰者也，《內經》謂先夏至為病溫者是也）

即同上風溫論治。但風溫之病痙者輕而少，溫熱之致痙者多而重也。約之輕重淺深，視病之輕重淺深而已。

● 暑痙

（暑兼濕熱，後有濕痙一條，此則偏於熱多濕少之病，去溫熱不遠，經謂後夏至為病暑者是也）

按俗名小兒急驚風者，惟暑月最多，而兼證最雜，非心如澄潭，目如智珠，筆如分水犀者，未易辨此。蓋小兒膚薄神怯，經絡臟腑嫩小，不奈三氣發泄。邪之來也，勢如奔馬，其傳變也，急如掣電，豈粗疏者所能當此任哉！

如夏月小兒身熱頭痛，項強無汗，此暑兼風寒者也，宜新加香薷飲；有汗則仍用銀翹散，重加桑葉；咳嗽則用桑菊飲；汗多則用白虎；脈芤而喘，則用人參白虎；身重汗少，則用蒼朮白虎；脈芤面赤多言，喘喝欲脫者，即用生脈散；神識不清者，即用清營湯加鉤藤、丹皮、羚羊角；神昏者，兼用紫雪丹、牛黃丸等；病熱輕微者，用清絡飲之類，方法悉載上焦篇，學人當與前三焦篇暑門中細心求之。但分量或用四之一，或用四之二，量兒之壯弱大小加減之。

痙因於暑，只治致痙之因，而痙自止，不必沾沾但於痙中求之。若執痙以求痙，吾不知痙為何物。夫痙病名也，頭痛亦病名也。

善治頭痛者必問致頭痛之因，蓋頭痛有傷寒頭痛、傷風頭痛、暑頭痛、熱頭痛、濕頭痛、燥頭痛、痰厥頭痛、陽虛頭痛、陰虛頭痛、跌撲頭痛，心火欲作癰膿之頭痛、肝風內動上竄少陽膽絡之偏頭痛、朝發暮死之真頭痛，若不問其致病之因，如時人但見頭痛，一以羌活、藁本從事，何頭痛之能癒哉！況痙病之難治者乎！

● 濕痙

（按此一條，瘈瘲痙兼有，其因於寒濕者，則兼太陽寒水氣，其泄瀉太甚，下多亡陰者，木氣來乘，則瘈瘲矣）

按中濕即痙者少，蓋濕性柔而下行，不似風剛而上升也。其間有兼風之痙，《名醫類案》中有一條云：「小兒吐 欲作癇者，五苓散最妙」；本論濕溫上焦篇，有三仁湯一法；邪入心包，用清宮湯去蓮心、麥冬，加銀花赤小豆皮一法；用紫雪丹一法；銀翹馬勃散一法；千金葦莖湯加滑石、杏仁一法；而寒濕例中，有形似傷寒，舌白不渴，經絡拘急，桂枝薑附湯一法，凡此非必皆現痙病而後治。

蓋既感外邪，久則致痙，於其未痙之先，知係感受何邪，以法治之，而痙病之源絕矣，豈不愈於

見痙治痙哉！若兒科能於六淫之邪，見幾於早，吾知小兒之痙病必少。

濕久致痙者多，蓋濕為濁邪，最善彌漫三焦，上蔽清竅，內蒙膻中，學人當於前中焦下焦篇中求之。由瘧痢而致痙者，見其所傷之偏陰偏陽而補救之，於瘧痢門中求之。

●燥痙

燥氣化火，消爍津液，亦能致痙，其治略似風溫，學人當於本論前三焦篇秋燥門中求之。但正秋之時，有伏暑內發，新涼外加之證，燥者宜辛涼甘潤，有伏暑則兼濕矣，兼濕則宜苦辛淡，甚則苦辛寒矣，不可不細加察焉。燥氣化寒，脅痛嘔吐，法用苦溫，佐以甘辛。

●內傷飲食痙

（俗所謂慢脾風者是也）

按此證必先由於吐瀉，有脾胃兩傷者、有專傷脾陽者、有專傷胃陽者、有傷及腎陽者，參苓白朮散、四君、六君、異功、補中益氣、理中等湯，皆可選用。虛寒甚者，理中加丁香、肉桂、肉果、訶子之類，因他病傷寒涼藥者，亦同此例。

葉案中有陰風入脾絡一條，方在小兒癇痙厥門中，其小兒吐瀉門中，言此證最為詳細。案後華岫雲駁俗論最妙，學人不可不靜心體察焉！再參之錢仲陽、薛立齋、李東垣、張景岳諸家，可無餘蘊矣。再按此證最險，最為難治，世之訛傳妄治已久，四海同風，歷有年所，方中行駁之於前，諸君子暢論於後。至今日而其偽風不息，是所望於後之強有力者，悉取其偽書而焚耳。

細觀葉案治法之妙，全在見吐瀉時，先防其痙，非於既痙而後設法也。故余前治六淫之痙，亦同此法，所謂上工不治已病治未病。聖人不治已亂治未亂也。

● 客忤痙

（俗稱謂驚嚇是也）

按小兒神怯氣弱，或見非常之物，聽非常之響，或失足落空，跌撲之類，百證中或有一、二，非小兒所有痙病，皆因於驚嚇也。證現發熱，或有汗，或無汗，面時青時赤，夢中囈語，手足蠕動，宜復脈湯去參、桂、薑、棗，加丹參、丹皮、犀角，補心之體，以配心之用。

大便結者，加元參，溏者加牡蠣；汗多神不寧

有恐懼之象者，加龍骨、整琥珀、整朱砂塊（取其氣而不用其質，自無流弊），必細詢病家確有所見者，方用此例。若語涉支離，猜疑不定者，靜心再診，必得確情，而後用藥。

愚兒三歲，六月初九日辰時，倚門落空，少時發熱，隨熱隨痙，昏不知人，手足如冰，無脈，至戌時而痙止，身熱神昏無汗；次日早，余方與復脈湯去參、桂、薑、棗，每日一帖，服三、四杯。不飲不食，至十四日巳時，得戰汗而癒。若當痙厥神昏之際，妄動亂治，豈有生理乎！

蓋痙厥則陰陽逆亂，少不合拍則不可救，病家情急，因亂投藥餌，胡針亂灸而死者，不可勝紀。病家中無主宰，醫者又無主宰，兒病其何堪哉！如包絡熱重，唇舌燥，目白睛有赤縷者，牛黃清心丸，本論牛黃安宮丸，紫雪丹輩，亦可酌而用之。

● 本臟自病痙

（此證則瘈瘲病也）

按此證由於平日兒之父母，恐兒之受寒，覆被過多，著衣過濃，或冬日房屋熱炕過暖，以致小兒每日出汗，汗多亡血，亦如產婦亡血致痙一理。肝主血，肝以血為自養，血足則柔，血虛則強，故曰

本臟自病。然此一痙也，又實為六淫致痙之根；蓋汗多亡血者，本臟自病，汗多亡衛外之陽，則易感六淫之邪也。全賴明醫參透此理，於平日預先告諭小兒之父母，勿令過暖汗多亡血，暗中少卻無窮之病矣，所謂治未病也。

治本臟自病法，一以育陰柔肝為主，即同產後血亡致痙一例，所謂血足風自滅也。六味丸，復脈湯，三甲復脈三方，大小定風珠二方，專翁膏，皆可選用。專翁膏為痙止後，每日服四、五錢，分二次，為填陰善後計也。

六淫誤汗致痙者，亦同此例。救風溫、溫熱誤汗者，先與存陰，不比傷寒誤汗者急與護陽也，蓋寒病不足在陽，溫病不足在陰也。

‖ 小兒易痙總論 ‖

按小兒易痙之故，一由於肌膚薄弱，臟腑嫩小，傳變最速；一由於近世不明六氣感人之理，一見外感無論何邪，即與發表。既痙之後，重用苦寒，雖在壯男壯女，二、三十歲，誤汗致痙而死者，何可勝數！小兒薄弱，則更多矣。

余於醫學，不敢自信，然留心此證幾三十年，

自覺洞徹此理，嘗謂六氣明而痙必少，敢以質之明賢，共商救世之術也。

‖ 痙病瘈瘲病總論 ‖

《素問》謂太陽所至為痙，少陽所至為瘈瘲。蓋痙者，水也；瘈瘲者，火也；又有寒厥，熱厥之論最詳。

後人不分痙、瘈瘲、厥為三病，統言曰驚風痰熱，曰角弓反張、曰搐搦、曰抽掣、曰癇、痙、厥。方中行作《痙書》，其或問中所論，亦混瘈瘲而為痙，籠統議論。

葉案中治癇、痙、厥最詳，而統稱痙厥，無瘈瘲之名目，亦混瘈瘲為痙。考之他書，更無分別，前痙病論因之，從時人所易知也。謹按痙者，強直之謂，後人所謂角弓反張，古人所謂痙也。瘈瘲者，蠕動引縮之謂，後人所謂抽掣、搐搦，古人所謂瘈瘲也。抽掣搐搦不止者，瘈瘲也。

時作時止，止後或數日，或數月復發，發亦不待治而自止者，癇也。四肢冷如冰者，厥也；四肢熱如火者，厥也；有時而冷如冰，有時而熱如火者，亦厥也。大抵痙、瘈瘲、癇、厥四門，當以寒

熱虛實辨之。自無差錯。

仲景剛痙柔痙之論。為傷寒而設，未嘗議及瘈瘲病，故總在寒水一門，兼風則有有汗之柔痙，蓋寒而實者也；除寒痙外，皆瘈瘲病之實而熱者也。濕門則有寒痙有熱瘈瘲，有實有虛；熱病久耗其液，則成虛熱之瘈瘲矣。前列小兒本臟自病一條，則虛熱也。產後驚風之痙，有寒痙，仲景所云是也；有熱瘈瘲，本論所補是也。

總之痙病宜用剛而溫，瘈瘲病宜用柔而涼。又有痙而兼瘈瘲，瘈瘲而兼痙，所謂水極而似火，火極而似水也。至於癇證，亦有虛有實，有留邪在絡之客邪，有五不可發汗，即不發汗之辛甘，亦在所當禁也。且傷志過極之臟氣，葉案中辨之最詳，分別治之可也。瑭因前輩混瘈瘲與痙為一證，故分晰而詳論之，以備裁採。

‖ 六氣當汗不當汗論 ‖

六氣六門，止有寒水一門，斷不可不發汗者。傷寒脈緊無汗，用麻黃湯正條；風寒挾痰飲，用大小青龍一條。

飲者，寒水也，水氣無汗，用麻黃甘草、附子

麻黃等湯，水者，寒水也，有汗者即與護陽。濕門亦有發汗之條，兼寒者也；其不兼寒而汗自出者則多護陽之方。其他風溫禁汗、暑門禁汗、亡血禁汗、瘡家禁汗、禁汗之條頗多，前已言之矣。

蓋傷於寒者，必入太陽，寒邪與寒水一家，同類相從也。其不可不發者何？

太陽本寒標熱，寒邪內合寒水之氣，止有寒水之本，而無標熱之陽，不成其為太陽矣。

水來剋火，如一陽陷於二陰之中，故急用辛溫發汗，提陽外出。欲提陽者，烏得不用辛溫哉！若溫暑傷手太陰，火剋金也，太陰本燥標濕，若再用辛溫，外助溫暑之火，內助臟氣之燥，兩燥相合，而土之氣化無從，不成其為太陰矣，津液消亡，不痙何待！

故初用辛涼以救本臟之燥，而外退溫暑之熱；繼用甘潤，內救本臟之濕，外敵溫暑之火，而臟象化氣，本來面目可不失矣。

此溫暑之斷寒門中，兼風而自汗者，即禁汗，所謂有汗不得用麻黃。無奈近世以羌活代麻黃，不知羌活之更烈於麻黃也。

蓋麻黃之發汗，中空而通，色青而疏泄，生於內地，去節方發汗，不去節尚能通能留，其氣味亦

薄；若羌活乃羌地所生之獨活，氣味雄烈不可當。試以麻黃一兩，煮於一室之內，兩三人坐於其側，無所苦也。以羌活一兩，煮於一室內，兩三人坐於其側，則其氣味之發泄，弱者即不能受矣。溫暑門之用羌、防、柴、葛，產後亡血家之用當歸、川芎、澤蘭、炮薑，同一殺人利劍，有心者共籌之。

‖ 疳疾論 ‖

疳者，干也，人所共知。不知干生於濕，濕生於土虛，土虛生於飲食不節，飲食不節，生於兒之父母愛其子，惟恐其兒之飢渴也。

蓋小兒之臟腑薄弱，能化一合者，與一合有半，即不能化，而脾氣鬱矣。再小兒初能飲食，見食即愛，不擇精粗，不知滿足，及脾氣已鬱而不舒，有拘急之象，兒之父母，猶認為飢渴而強與之。日復一日，脾因鬱而水穀之氣不化。水穀之氣不化而脾愈鬱，不為胃行津液，濕斯停矣。土惡濕，濕停而脾胃俱病矣。

中焦受氣，取汁變化而赤，是謂血，中焦不受水穀之氣，無以生血而血干矣。再水穀之精氣，內入五臟，為五臟之汁；水穀之悍氣，循太陽外出，

捍衛外侮之邪而為衛氣。中焦受傷，無以散精氣，則五臟之汁亦干；無以行悍氣，而衛氣亦餒，衛氣餒故多汗，汗多而營血愈虛，血虛故肢體日瘦，中焦濕聚不化而腹滿，腹日滿而肢愈瘦，故曰干生於濕也。

醫者誠能識得干生於濕，濕生於土虛，且扶土之不暇，猶敢恣用苦寒，峻傷其胃氣，重泄其脾氣哉！治法允推東垣、錢氏、陳氏、薛氏、葉氏，誠得仲景之心法者也。

疏補中焦，第一妙法；升降胃氣，第二妙法；升陷下之脾陽，第三妙法；甘淡養胃，第四妙法；調和營衛，第五妙法；食後擊鼓，以鼓動脾陽，第六妙法（即古者以樂侑食之義，鼓盪陽氣，使之運用也）；《難經》謂傷其脾胃者，調其飲食，第七妙法；如果生有疳蟲，再少用苦寒酸辛，如蘆薈、胡黃連、烏梅、使君、川椒之類，此第八妙法；若見疳即與苦寒殺蟲便誤矣，考潔古、東垣，每用丸藥緩運脾陽，緩宣胃氣，蓋有取乎渣質有形，與湯藥異岐，亦第九妙法也。

近日都下相傳一方，以全蠍三錢，烘乾為末，每用精牛肉四兩，作肉團數枚，加蠍末少許，蒸熟令兒逐日食之，以全蠍末完為度，治疳疾有殊功。

愚思蠍色青，屬木，肝經之蟲，善竄而疏土，其性陰，兼通陰絡，疏脾鬱之久病在絡者最良，然其性剽悍有毒。牛肉甘溫，得坤土之精，最善補土，稟牡馬之貞，其性健順，既能補脾之體，又能運脾之用。牛肉得全蠍而愈健，全蠍得牛肉而不悍，一通一補，相需成功，亦可備用。

一味金雞散亦妙（用雞內金不經水洗者，不拘多少，烘乾為末，不拘何食物皆加之，性能殺蟲磨積，即雞之脾，能復脾之本性）。小兒疳疾，有愛食生米、黃土、鍛石、紙、布之類者，皆因小兒無知，初飲食時，不拘何物即食之，脾不能運，久而生蟲，愈愛食之矣。

全在提攜之者，有以謹之於先；若既病治法，亦惟有暫運脾陽，有蟲者兼與殺蟲，斷勿令再食，以新推陳，換其臟腑之性，復其本來之真方妙。

‖ 痘證總論 ‖

《素問》曰：治病必求其本。蓋不知其本，舉手便誤，後雖有錦繡心思，皆鞭長莫及矣。治痘明家，古來不下數十，可稱盡善，不比溫病毫無把握，尚俟愚陋之鄙論也。

但古人治法良多，而議病究未透徹來路，皆由不明六氣為病，與溫病之源。故論痘發之源者，只及其半，謂痘證為先天胎毒，由肝腎而脾胃而心肺，是矣。總未議及發於子午卯酉之年，而他年罕發者何故。蓋子午者，君火司天；卯酉者，君火在泉；人身之司君火者，少陰也。少陰有兩臟，心與腎也。

先天之毒，藏於腎臟，腎者，坎也，有二陰以戀一陽，又以太陽寒水為腑，故不發也，必待君火之年，與人身君火之氣相搏，激而後發也。故北口外寒水凝結之所，永不發痘。蓋人生之胎毒如火藥，歲氣之君火如火線，非此引之不發。以是知痘證與溫病之發同一類也。

試觀《六元正紀》所載溫厲大行，民病溫厲之處，皆君相兩火加臨之候，未有寒水濕土加臨而病溫者，亦可知愚之非臆說矣。

‖ 痘證禁表藥論 ‖

表藥者，為寒水之氣鬱於人之皮膚經絡，與人身寒水之氣相結，不能自出而設者也。痘證由君火溫氣而發，要表藥何用？以寒水應用之藥，而用之

君火之證，是猶緣木而求魚也。緣木求魚，無後災；以表藥治痘瘡，後必有大災。

蓋痘以筋骨為根本，以肌肉為戰場，以皮膚結痂為成功之地。用表藥虛表先壞其立功之地，故八、九朝灰白塌陷，切牙寒戰，例屬黑陷之證，蜂起矣。古方精妙不可勝數，惟用表藥之方，吾不敢信。今人且恣用羌、防、柴、葛、升麻、紫蘇矣。更有愚之愚者，用表藥以發悶證是也。

痘發內由肝腎，外由血絡，悶證有紫白之分：紫悶者，梟毒把持太過，法宜清涼敗毒，古用棗變百祥丸，從肝腎之陰內透，用紫雪芳涼，從心包之陽外透；白悶則本身虛寒，氣血不支之證，峻用溫補氣血，托之外出，按理立方，以盡人力，病在裡而責之表，不亦愚哉！

‖ 痘證初起用藥論 ‖

痘證初起，用藥甚難，難者何？預護之為難也。蓋痘之放肥，灌漿，結痂，總從見點之初立根基，非深思遠慮者不能也。且其情勢未曾顯張，大約辛涼解肌，芳香透絡，化濁解毒者，十之七、八；本身氣血虛寒，用溫煦保元者，十之二、三。

尤必審定藝之壯弱肥瘦，黑白青黃，所偏者何在？所不足者何在？審視體質明白，再看已未見點，所出何苗？參之春夏秋冬，天氣寒熱燥濕，所病何時？而後定方。務於七日前先清其所感之外邪，七日後只有胎毒，便不夾雜矣。

‖ 治痘明家論 ‖

治痘之明家甚多，皆不可偏廢者也。若專主於寒、熱、溫、涼一家之論，希圖省事，禍斯亟矣。

痘科首推錢仲陽、陳文中二家，錢主寒涼，陳主溫熱，在二家不無偏勝，在後學實不可偏廢。蓋二家猶水火也，似乎極不同性，宗此則害彼，宗彼則害此。然萬物莫不成於水火，使天時有暑而無寒，萬物焦矣，有寒而無暑，萬物冰矣，一陰一陽之謂道，二家之學，似乎相背，其實相需，實為萬世治痘立宗旨。

宗之若何？大約七日以前，外感用事，痘發由溫氣之行，用錢之涼者十之八、九，用陳之溫者一、二。七日以後，本身氣血用事，純賴臟真之火，煉毒成漿，此火不外鼓，必致內陷，用陳之溫者多，而用錢之涼者少也。若始終實熱者，則始終

用錢；始終虛寒者，則始終用陳；痘科無一定之證，故無一定之方也。

丹溪立解毒、和中、安表之說，亦最為扼要。痘本有毒可解，但須解之於七日之前，有毒鬱而不放肥，不上漿者，烏得不解毒哉！如天之亢陽不雨，萬物不生矣。

痘證必須和中，蓋脾胃最為吃緊，前所謂以中焦作戰場也。安表之論，更為妙諦，表不安，雖至將成猶敗也，前所謂以皮膚結痂，為成功之地，而可不安之也哉！安之不暇，而可混發以傷之也哉！至其宗錢而非陳，則其偏也。

萬氏以脾胃為主，魏氏以保元為主，亦確有見識，雖皆從二家脫化，而稍偏於陳。費建中《救偏瑣言》，蓋救世人不明痘之全體大用，偏用陳文中之辛熱者也；書名救偏，其意可知，若專主其法，悉以大黃、石膏從事，則救偏而反偏矣。胡氏輒投汗下，下法猶有用處，汗法則不可也。

翁仲仁《金鏡錄》一書，誠為痘科寶筏，其妙處全在於看，認證真確，治之自效，初學必須先熟讀其書，而後歷求諸家，方不誤事。

後此翟氏、聶氏，深以氣血盈虧，解毒化毒，分晰闡揚錢氏、陳氏底蘊，超出諸家之上，然分別

太多，恐讀者目眩。

愚謂看法必宗翁氏，葉氏有補翁仲仁不及之
條；治法兼用錢、陳，以翟氏、聶氏，為錢、陳之
注，參考諸家可也。

近日都下盛行《正宗》一書，大抵用費氏、胡
氏之法而推展之，恣用大汗大下，名歸宗湯，石
膏、大黃始終重用，此在梟毒太過者則可，豈可以
概治天下之小兒哉！

南方江西江南等省，全恃種痘，一遇自出之
痘，全無治法；醫者無論何痘，概禁寒涼，以致有
毒火者，輕者重，重者死，此皆偏之為害也。

‖ 痘瘡稀少不可恃論 ‖

相傳痘瘡稀少，不過數十粒，或百餘粒，根顆
圓綻者，以為狀元痘，可不服藥。遇則以為三、四
日間，亦須用辛涼解毒藥一帖，無庸多服；七、八
日間，亦宜用甘溫托漿藥一帖，多不過二帖，務令
漿行滿足。

所以然者何？愚嘗見稀少之痘，竟有漿行不
足，結痂後患目，毒流心肝二經，或數月，或半年
後，煩躁而死，不可救藥者。

‖ 痘證限期論 ‖

痘證限期，近日時醫，以為十二日結痂之後，便云收功；古傳百日內，皆痘科事也。

愚有表姪女，於三、四月間出痘，漿行不足，百日內患目，目珠高出眼外，延至次年二月方死，死時面現五色，忽而青而赤而黃而白而黑，蓋毒氣遍歷五臟，三晝夜而後氣絕。至今思之，猶覺慘甚，醫者可不慎哉！

十二日者，結痂之限也，況結痂之限，亦無定期。兒生三歲以後者，方以十二日為準，若初周以後，只九日限耳，未周一歲之孩，不過七日限。

‖ 行漿務令滿足論 ‖

近時人心不古，競尚粉飾，草草了事。痘頂初渾，便云漿足，病家不知，惟醫是聽。漿不足者，發痘毒猶可醫治；若發於關節隱處，亦致喪命，或成廢人；患目煩躁者，百無一生，即不死而雙目失明矣。愚經歷不少，漿色大約以黃豆色為準，痘多者腿腳稍清猶可。愚一生所治之痘，痘後毫無遺

患，無他謬巧，行漿足也。

近時之弊，大約有三：一由於七日前過用寒涼，七日後又不知補托，畏溫藥如虎，甚至一以大黃從事，此用藥之不精也；二由於不識漿色，此目力之不精也；三由於存心粉飾，心地之不慈也。

余存心不敢粉飾，不忍粉飾，口過直而心過慈，以致與世不合，目擊兒之顛連疾苦而莫能救，不亦大可哀哉！今作此論，力矯時弊，實從數十年經歷中得來。見痘後之證，百難於痘前。

蓋痘前有漿可上，痘後無漿可行；痘前自內而外出，外出者順，痘後自外而內陷，內陷者逆也。毒陷於絡，猶可以法救之；毒陷於臟而臟真傷，考古竟無良法可救。由逆痘而死者，醫可以對兒；由治法不精，而遺毒死者，其何以對小兒哉？閱是論者，其思慎之於始乎！

‖ 疹　論 ‖

若明六氣為病，疹不難治。但疹之限期最迫，只有三日。一以辛涼為主，如俗所用防風、廣皮、升麻、柴胡之類，皆在所禁。

俗見疹必表，外道也。大約先用辛涼清解，後

用甘涼收功。赤疹誤用麻黃、三春柳等辛溫傷肺，以致喘咳欲厥者，初用辛涼加苦梗、旋覆花，上提下降；甚則用白虎加旋覆、杏仁；繼用甘涼加旋覆草以救之；咳大減者去之。

凡小兒連咳數十聲不能回轉，半日方回如雞聲者，千金葦莖湯合葶藶大棗瀉肺湯主之；近世用大黃者，殺之也。

蓋葶藶走肺經氣分，雖兼走大腸，然從上下降，而又有大棗以載之緩之，使不急於趨下；大黃則純走腸胃血分，下有形之滯，並不走肺，徒傷其無過之地故也。若固執病在臟瀉其腑之法，則誤矣。

‖ 瀉白散不可妄用論 ‖

錢氏製瀉白散，方用桑白皮、地骨皮、甘草、粳米，治肺火皮膚蒸熱，日晡尤甚，喘咳氣急，面腫熱鬱肺逆等證。歷來注此方者，只言其功，不知其弊，如李時珍以為瀉肺諸方之準繩，雖明如王晉三、葉天士，猶率意用之。

愚按此方治熱病後與小兒痘後，外感已盡真氣不得歸元，咳嗽上氣，身虛熱者，甚良；若兼一毫

外感，即不可用。如風寒、風溫正盛之時，而用桑皮、地骨，或於別方中加桑皮，或加地骨，如油入面，錮結而不可解矣。

考《金匱》金瘡門中王不留行散，取用桑東南根白皮以引生氣，燒灰存性以止血，仲景方後自注云：小瘡即粉之，大瘡但服之，產後亦可服，如風寒，桑根勿取之。沈目南注云：風寒表邪在經絡，桑根下降，故勿取之。

愚按：桑白皮雖色白入肺，然桑得箕星之精，箕好風，風氣通於肝，實肝經之本藥也。且桑葉橫紋最多而主絡，故蠶食桑葉而成絲，絲，絡象也，桑皮純絲結成象筋，亦主絡；肝主筋，主血，絡亦主血，象筋與絡者，必走肝，同類相從也。肝經下絡陰器，如樹根之蟠結於土中；桑根最為堅結，詩稱：「徹彼桑土」，《易》言：「繫於苞桑」是也。

再按：腎脈之直者，從腎上貫肝膈，入肺中，循喉嚨，挾舌本；其支者，從肺出絡心。注胸中。肺與腎為子母，金下生水。桑根之性，下達而堅結，由肺下走肝腎者也。內傷不妨用之，外感則引邪入肝腎之陰，而咳嗽永不癒矣。

吾從妹八、九歲時，春日患傷風咳嗽，醫用杏

蘇散加桑白皮，至今將五十歲，咳嗽永無癒期，年重一年，試思如不可治之嗽，當早死矣，如可治之嗽，何以至四十年不癒哉？亦可以知其故矣。

遇見小兒久嗽不癒者，多因桑皮、地骨，凡服過桑皮、地骨而嗽不癒者，即不可治，伏陷之邪，無法使之上出也，至於地骨皮之不可用者，余因仲景先師風寒禁桑皮而悟入者也。

蓋凡樹木之根，皆生地中，而獨枸杞之根，名地骨者何？蓋枸杞之根，深入黃泉，無所終極，古又名之曰仙人杖，蓋言凡人莫得而知其所終也。木本之入下最深者，未有如地骨者，故獨異眾根，而獨得地骨之名。凡藥有獨異之形，獨異之性，得獨異之名者，必有獨異之功能，亦必有獨異之偏勝也。地骨入下最深，稟少陰水陰之氣，主骨蒸之勞熱，力能至骨，有風寒外感者，而可用之哉！

或曰：桑皮，地骨，良藥也，子何畏之若是？余曰：人參、甘草，非良藥耶？實證用人參，中滿用甘草，外感用桑皮、地骨，同一弊也。

‖ 萬物各有偏勝論 ‖

無不偏之藥，則無統治之方。如方書內所云：

某方統治四時不正之氣，甚至有兼治內傷產婦者。皆不通之論也。近日方書盛行者，莫過汪庵《醫方集解》一書，其中此類甚多，以其書文理頗通，世多讀之而不知其非也。

天下有一方而可以統治四時者乎？宜春者即不宜夏，宜春夏者更不宜秋冬。余一生體認物情，只有五穀作飯。可以統治四時餓病，其他未之聞也。在五穀中尚有偏勝，最中和者莫過飲食，且有冬日飲湯，夏日飲水之別。況於藥乎！

得天地五運六氣之全者，莫如人，人之本源雖一，而人之氣質，其偏勝為何如者？

人之中最中和者，莫如聖人，而聖人之中，且有偏於任，偏於清，偏於和之異。千古以來不偏者，數人而已。常人則各有其偏，如《靈樞》所載陰陽五等可知也。

降人一等，禽與獸也；降禽獸一等，木也；降木一等，草也；降草一等，金與石也；用藥治病者，用偏以矯其偏。以藥之偏勝太過，故有宜用，有宜避者，合病情者用之，不合者避之而已。無好尚，無畏忌，惟病是從。醫者性情中正和平，然後可以用藥，自不犯偏於寒熱溫涼一家之固執，而亦無籠統治病之弊矣。

‖ 草木各得一太極論 ‖

　　古來著本草者，皆逐論其氣味性情，未嘗總論夫形體之大綱，生長化收藏之運用，茲特補之。蓋蘆主生，幹與枝葉主長，花主化，子主收，根主藏，木也；草則收藏皆在子。凡幹皆升，蘆勝於幹；凡葉皆散，花勝於葉；凡枝皆走絡，須勝於枝；凡根皆降，子勝於根；由蘆之升而長而化而收，子則復降而升而化而收矣。此草木各得一太極之理也。

　　愚之學，實不足以著書，是編之作，補苴罅漏而已。末附二卷，解兒難、解產難，簡之又簡，只摘其吃緊大端，與近時流弊，約略言之耳。覽者諒之。

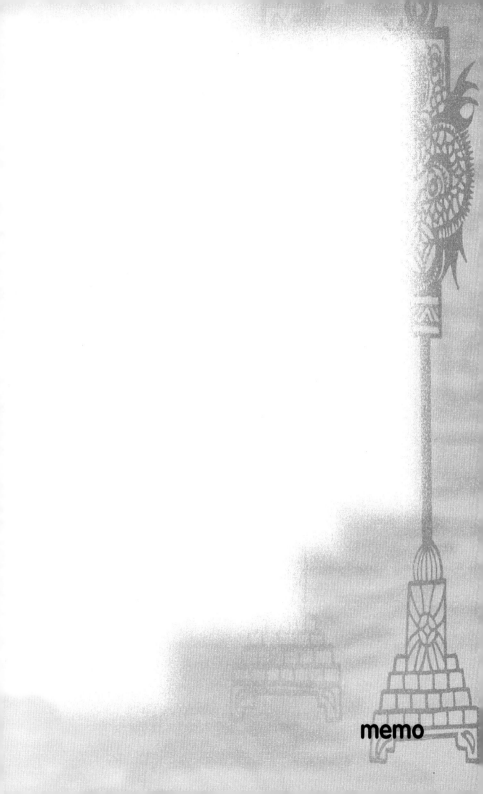

memo

《溫病條辨》校注

著　者│清·吳瑭
校注者│郝　洋　李　辰　李　倩
責任編輯│王　璇

發 行 人│蔡森明
出 版 者│大展出版社有限公司
社　　址│台北市北投區（石牌）致遠一路 2 段 12 巷 1 號
電　　話│（02）28236031·28236033·28233123
傳　　真│（02）28272069
郵政劃撥│01669551
網　　址│www.dah-jaan.com.tw
電子郵件│service@dah-jaan.com.tw
登 記 證│局版臺業字第 2171 號

承 印 者│傳興印刷有限公司
裝　　訂│佳昇興業有限公司
排 版 者│弘益企業行
授 權 者│山西科學技術出版社
初版 1 刷│2024 年 3 月

定　　價│300 元

《溫病條辨》校注／清·吳瑭著，郝洋、李辰、李倩　校注
——初版——臺北市，大展出版社有限公司，2024.03
　　面；21 公分——（中醫經典古籍；9）
ISBN 978-986-346-450-1（平裝）
1.CST: 溫病條辨　　2.CST: 注釋
413.33　　　　　　　　　　　　　　　　113001511